DU

CANCER DU RECTUM

ET

DES OPÉRATIONS QU'IL PEUT RÉCLAMER.

IMPRIMÉ CHEZ PAUL RENOUARD,
rue Garancière, n. 5.

DU

CANCER DU RECTUM

ET DES

OPÉRATIONS QU'IL PEUT RÉCLAMER.

PARALLÈLE

DES MÉTHODES DE LITTRE ET DE CALLISEN

POUR L'ANUS ARTIFICIEL,

PAR

A. VIDAL (DE CASSIS),

Chirurgien de l'hôpital de Lourcine, Professeur agrégé à la Faculté
de Paris.

A PARIS,

CHEZ J.-B. BAILLIÈRE,

LIBRAIRE DE L'ACADÉMIE ROYALE DE MÉDECINE.

RUE DE L'ÉCOLE DE MÉDECINE, 17.

A LONDRES CHEZ H. BAILLIÈRE, 219, REGENT-STREET,

Et chez les principaux libraires français et étrangers.

1842.

DU

CANCER DU RECTUM,

ET

DES OPÉRATIONS QU'IL PEUT RÉCLAMER.

—

La principale division de mon travail est indiquée par la question elle-même. J'exposerai donc : 1° *la pathologie du cancer du rectum ;* 2° *la médecine opératoire du cancer du rectum.* On verra, dans la première partie, la puissante activité du *mal ;* dans la seconde, l'activité impuissante du *remède.* Double sujet d'affliction et de découragement! Ce qui ne m'arrêtera pas cependant ; car, à travers bien des erreurs, bien des obscurités, je puis avoir trouvé une vérité ou quelques enseignemens utiles aux praticiens.

CHAPITRE Ier.

PATHOLOGIE DU CANCER DU RECTUM.

ARTICLE 1er. — *Anatomie pathologique.*

Dans un sujet si difficile à traiter, j'ai dû commencer par exposer l'anatomie, par décrire le corps de la maladie, afin de procéder du moins inconnu au plus inconnu.

1

§ I. Le cancer peut attaquer, isolément, tous les points du rectum. Il semble, cependant, affecter une préférence pour les points les plus rapprochés des deux extrémités de cet intestin. Laquelle de ces extrémités est le plus souvent affectée ? Ici éclate déjà une dissidence parmi les auteurs. Une raison milite en faveur de l'opinion qui admet la plus grande fréquence des cancers de la partie supérieure du rectum : là se trouvent et les cancers qui y naissent et ceux qui, prenant origine, à la fin du colon, se propagent vers la partie supérieure du dernier intestin. Des erreurs de diagnostic ont pu contribuer à grossir le chiffre des cancers de l'extrémité inférieure du rectum; car c'est surtout là le siége des hémorrhoïdes, des végétations, des indurations, des ulcérations vénériennes, de ces endurcissemens que Bayle appelle lymphatiques. En effet, quelques-unes de ces lésions peuvent, à un certain degré d'ancienneté, simuler plus ou moins les dégénérescences de mauvaise nature. Mais on peut répondre que les erreurs de diagnostic doivent être plus fréquentes encore quand la lésion attaque la partie supérieure du rectum, laquelle est bien moins accessible à nos moyens d'investigation que la partie anale. Ainsi on dira, sans doute, que certains rétrécissemens fibreux, fréquens à la partie supérieure du rectum, ont été mis sur le compte du squirrhe, et cela avec d'autant plus de facilité que, même à l'autopsie, il est difficile, quelquefois, de distinguer ces deux affections de l'intestin. Je crois, pour mon compte, que l'erreur qui attribue au squirrhe des rétrécissemens fibreux, est moins fréquente que l'erreur contraire. Une question importante à résoudre, touchant le siége des cancers, serait celle de savoir s'il envahit plus souvent la partie antérieure que les parties latérales, ou la partie postérieure du rectum. On a avancé, en Angleterre (1), que c'était cette dernière partie de l'intestin qui était le plus souvent affectée. Ce serait là une circonstance heureuse. Mais les cas de cancers limités, dont j'ai pris entière connaissance, étaient, au contraire, à la partie antérieure du rectum, entre cet intestin et le vagin. Je reviendrai sur ces faits.

On le voit, à peine ai-je fait un pas dans la question, et déjà naît une difficulté que je ne puis complétement lever, savoir : le siége le plus fréquent du cancer rectal. Mais, dans l'intérêt du diagnostic, et en faveur de la prudence qu'il faudra recommander, quand j'aurai à produire l'action chirurgicale, dans ce double but, admettons, ne serait-ce que provisoirement, la plus grande fréquence des rétrécissemens de la partie supérieure du rectum. Nous serons averti, alors, de la nécessité de ne pas nous borner à une exploration superficielle ; nous irons, le plus loin possible dans la partie physique du diagnostic, et cela, au moindre soupçon d'une lésion grave de la fin de l'intestin. Un diagnostic précoce est toujours un avantage, surtout quand il s'agit d'une maladie grave, car on n'a jamais trop de temps pour réfléchir aux moyens de la combattre et surtout à ceux qui nous mettent dans l'impossibilité de nuire, quand nous ne pouvons être directement utiles. Et d'ailleurs, est-ce qu'un pronostic bien fait n'a pas aussi une grande importance pratique ? L'idée de la plus grande fréquence du cancer de la partie supérieure de l'intestin rendra la Médecine opératoire un peu plus modeste, certains chirurgiens un peu moins faciles dans leurs promesses de guérison et un peu plus réservés sur le choix des moyens opératoires.

(1) *Cyclopedia of practical surgery*. CANCER RECTUM, part. VII, p. 675.

1.

Dans l'intérêt de la méthode, pour bien régler la médecine opératoire, conservons la division que voici : 1° cancer de la partie supérieure ; 2° cancer de la partie inférieure du rectum. N'oublions pas, cependant, que la dégénérescence peut naître d'abord dans des points intermédiaires. Un illustre mort nous en a fourni un exemple remarquable. La nature envahissante du cancer doit faire admettre aussi *à priori* un fait qui, malheureusement, se réalise trop de fois, c'est-à-dire le peu d'égards du cancer pour les limites qu'on serait tenté de lui assigner. Il les franchit quelquefois toutes avec une rapidité incroyable. Delpech dit très explicitement : « Rarement un seul point du rectum est affecté. » Que son origine soit *supérieure, inférieure* ou *moyenne*, peu importe, presque toujours le cancer marche dans tous les sens, et le rectum, qui était naguère un canal souple, contractile, à tuniques diversement organisées, pourra être représenté par une masse informe dans laquelle sera creusée une gouttière tortueuse et inégale. Le petit bassin lui-même peut être entièrement rempli par une masse de cette nature. Chez le sujet de la septième observation de M. Tanchou, le petit bassin était rempli par une pareille masse, à travers laquelle une voie était ouverte aux fèces ; cette voie pouvait admettre les deux doigts ; les parois de l'intestin avaient entièrement disparu ; toute trace d'organisation était dissipée ; tout était confondu en un même tissu. La vessie avait perdu les deux tiers de son ampleur ; la partie postérieure de cette poche était confondue dans la tumeur ; sa cavité aurait à peine contenu un œuf de pigeon (1).

§ II. Quel que soit le siége du cancer, il ne revêt pas, d'a-

______

(1) *Traité des rétrécissemens de l'urèthre et de l'intestin rectum*, p. 236.

bord, la même *forme*. La matière cancéreuse semble quelquefois infiltrée dans les élémens organiques qui entrent dans la composition du rectum. On a vu les diverses tuniques de cet intestin imbibées du suc cancéreux, ce qui imprime des modifications surtout dans l'épaisseur et la consistance de ces tuniques. C'est là le *cancer diffus*. Un pareil cancer peut être très étendu en surface, ou bien ce sont des plaques diversement configurées qui apparaissent sur un ou plusieurs points du rectum. Ainsi, chéz Broussais, le cancer paraît avoir débuté par une plaque qui semblait moulée sur le point du rectum correspondant à la prostate. On prévoit déjà que cette forme du cancer peut faire naître une erreur de diagnostic, car ces épaississemens, ces indurations par plaques, peuvent très bien être confondus avec des indurations dues à une inflammation chronique, avec celles qui se lient à certaines affections syphilitiques. Quelquefois ces plaques semblent avoir subi une espèce de *transformation ligneuse*, tellement leur dureté est considérable : on dirait un cartilage des plus résistans, quand on vient à inciser sur ce squirrhe. Cette forme, plus souvent observée sur la peau du sein, par M. Velpeau, est beaucoup plus rare au rectum.

C'est surtout le squirrhe qui s'offre sous la forme diffuse. Si le cancér pouvait ainsi se borner à une couche superficielle du rectum, on concevrait les avantages d'une opération qui consisterait à *écorcer* cet intestin. Malheureusement, quand la couche cancéreuse est peu épaisse, elle est étendue en surface.

§ III. Au lieu d'être disséminée, la matière cancéreuse peut être déposée sur des points plus ou moins limités et constituer, en s'agglomérant, des *masses*, des *tumeurs* différentes sous le rapport du volume et de la forme. Pour le vo-

lume, je citerai la tumeur qui envahissait le rectum d'un
pieux ecclésiastique, dont parle Bayle. Son grand diamètre
avait 6 pouces (1). Il est des tumeurs beaucoup plus petites;
ce sont alors des espèces de tubercules superficiels durs,
comme on en rencontre, quelquefois, autour du mamelon
d'un sein squirrheux. Il est de ces tumeurs qui font une
saillie plus prononcée dans le rectum; elles sont plus ou
moins pédiculées, polypiformes. Celles-ci ont la plus
grande analogie avec les végétations fongueuses qui sortent du col de l'utérus, dans une certaine forme du cancer
de cet organe. Le plus souvent, cette dernière variété,
bourgeonne et s'élève sur un fond déjà cancéreux et ancien. Ces tumeurs sont ordinairement molles, rougeâtres ou
noirâtres à leur surface, blanches au centre et parcourues
par une infinité de vaisseaux. C'est là une variété de l'encéphaloïde. Les vaisseaux sont quelquefois très nombreux et
parcourent tout le rectum, sous forme variqueuse. Je ne suis
pas loin de considérer comme une affection du genre de celle
que je viens d'indiquer, la maladie du rectum dont parle
J.-L. Petit, et qui est souvent citée comme un cas d'hémorrhoïdes qui allaient du sphincter jusqu'à l'S du colon. Écoutez
J.-L. Petit; il dit : « Les veines hémorrhoïdales, depuis l'S du
colon jusqu'au sphincter de l'anus, étaient variqueuses, *cre-
vées* et *ulcérées* dans l'intérieur du boyau ; *les bords de plus
d'une trentaine de ces ulcères, le boyau même, dans presque toute son étendue, étaient* DURS *et* CALLEUX. » Ajoutez
que le foie a été trouvé dur et peu gonflé, et vous serez très
porté à adopter mon opinion (2).

(1) Bayle. *Traité des maladies cancéreuses.* — *OEuvres posth.*, tom. II.
Journal de méd. 1770.
(2) Petit. *Traité des malad. chirurg.*, t. II, p. 84.

L'état tubéreux polypiforme fait prévoir des particularités dans la symptomatologie, le pronostic et le traitement. Les tumeurs aussi volumineuses que celle du pieux ecclésiastique devront nuire singulièrement à la défécation ; mais une seule tumeur d'un moyen volume peut exister sans empêcher, d'une manière notable, cette fonction. La mobilité des tumeurs pédiculées peut donner lieu à des phénomènes particuliers que j'indiquerai plus tard. Le cancer qui s'offre ici sous la forme de tumeur semble se prêter mieux à une éradication plus complète et plus facile. Mais, précisément, cette forme fait supposer une nature des plus malignes ; de là plus de craintes pour la récidive.

§ IV. Le cancer envahit un côté du rectum, plusieurs points ou tous les points de la circonférence de l'intestin ; de là différens rétrécissemens. On conçoit que, s'il n'y a de dégénéré qu'un point de la circonférence, le rétrécissement aura des effets moins marqués sur la marche des matières que si plusieurs points sont envahis. Si tous le sont, si le cancer revêt une forme annulaire, et si l'anneau a une grande épaisseur, comme cela a lieu, beaucoup plus souvent ici, que dans le cas de dégénérescences fibreuses, il y aura un obstacle plus considérable qui s'opposera à la défécation. On sait que les rétrécissemens de l'urèthre, les hypertrophies de la prostate changent le calibre, la direction et l'étendue de ce canal. Les rétrécissemens du rectum et son cancer changent aussi le calibre, la forme, la direction, l'étendue du rectum. C'est surtout le calibre de cet intestin qui est modifié. Ainsi il peut être rétréci au point de ne pouvoir admettre un stylet du diamètre d'une paille, comme le dit Ruysch, en parlant de son malheureux ami mort d'un squirrhe du rectum qui avait altéré les parois de cet organe, au point de leur donner deux pouces d'épaisseur de tous les côtés (1). L'épaississement des parois du rectum ne produit pas toujours un rétrécissement proportionnellement aussi considérable. Ainsi, j'ai observé un cas de cancer du rectum avec un épaississement qui se rapprochait beaucoup de celui cité par Ruysch, et cependant l'intestin était loin d'offrir un pareil rétrécissement. M. Reynaud a présenté à la Société anatomique un rectum sur lequel était un épaississement squirrheux à quatre pouces au-dessus de l'anus, et il n'y avait aucune diminution du calibre de l'intestin Cette pièce appartenait à un homme de quarante-cinq ans, qui avait eu plusieurs hémorrhagies abondantes par l'anus et deux mois avant sa mort une diarrhée rebelle, du météorisme et une incontinence de matières fécales (2). Ainsi, il faudra admettre des cancers du rectum plus *concentriques* les uns que les autres. Le cancer le plus concentrique est celui qu'on a appelé ailleurs *atrophique* et qui a pour effet de réduire, de ratatiner les organes. On sait que les mamelles affectées de ce cancer se rapetissent singulièrement, en même temps qu'elles deviennent d'une extrême dureté. Ce cancer, sévissant sur le rectum, doit diminuer tous ses diamètres et agir absolument comme les ulcères en cicatrisation dont l'i-nodule par sa force de rétractilité porte vers l'axe de l'intestin ses parois. Selon M. Cruveilhier, c'est là la cause de la plupart des rétrécissemens fibreux du rectum. M. Jobert a fait des extirpations de la partie inférieure du rectum qui ont été suivies du rétrécissement dont parle le professeur que je viens de citer. Après avoir lu une bonne partie de ce

(1) Ruysch. *Obs. anat. et chir.*, obs. 95. — Bayle, t. II, p. 116.
(2) *Bulletin de la société anat.*, 14ᵉ année, p. 38.

qui a été écrit, dans ces derniers temps, sur les rétrécisse-mens du rectum, il m'est resté la conviction que plusieurs d'entre eux qui ont été considérés comme dus à la dégéné-rescence fibreuse pouvaient plutôt être rapportés au cancer atrophique qu'on devrait appeler ici *cancer concentrique.*

§ V. Si la matière cancéreuse se répandait également sur tous les points, en perdant de son calibre, l'intestin conser-verait sa direction. Il n'en est point ainsi, car le cancer étant irrégulièrement semé, ses couches sont d'une épaisseur iné-gale, ce qui change la forme, la direction du canal; de là des inflexions qui opposent un nouvel obstacle aux matières dont la marche est déjà retardée par la diminution du calibre de l'intestin. Quand un seul point du canal est malade, son chan-gement de direction peut ne pas avoir les mêmes inconvé-niens. En effet, en face de l'épaississement des parois ou d'une tumeur née entre ces parois ou derrière elles, vis-à-vis le cancer enfin, les tuniques intestinales restées saines, con-servent leur souplesse, elles se laissent donc distendre, dila-ter. Alors les matières sont quelquefois si peu retardées dans leur marche, la constipation est si peu prononcée, que le ma-lade porte long-temps cette espèce de cancer, sans s'en douter.

Ces changemens dans la direction pourraient peut-être expliquer les moins grandes difficultés éprouvées par certains malades quand, pendant la défécation, ils prennent des posi-tions inusitées et quelquefois bizarres. Ces déviations du rec-tum sont importantes à connaître pour le diagnostic. On con-çoit qu'un canal, dont les inflexions naturelles sont changées, doit être plus difficile à explorer. C'est surtout la lumière su-périeure de l'intestin qui est difficile à rencontrer. Quelquefois le doigt du chirurgien pénètre dans une masse cancéreuse creusée par l'ulcération, quand il croit parcourir encore le rectum. La sonde exploratrice et la sonde à injection, pourront faire fausse route, soit qu'on tente d'atteindre l'S iliaque du colon par l'anus, soit qu'après avoir ouvert le gros intestin sur un point de l'abdomen, on veuille parvenir au rectum de haut en bas. Le développement irrégulier du cancer et un certain rapport dans les masses dues à son agglomération peuvent produire un effet opposé à celui que je viens de signaler, c'est-à-dire qu'au lieu de la rétention, on observera alors l'incontinence des matières fécales. Ainsi, j'ai observé, à l'hôpital Necker, une vieille femme qui portait à la partie inférieure du rectum, un cancer *non encore ulcéré ;* il formait deux tumeurs principalement saillantes en avant et en arrière. Ces tumeurs faisaient subir une dilatation latérale à l'anus qui l'empêchait de retenir les matières fécales. Ici le développement irrégulier du cancer donnait lieu à l'incontinence des matières fécales ; tandis que, plus haut, ou autrement disposé, le cancer aurait donné lieu à la rétention. Je reviendrai sur cette particularité.

§ VI. Il est souvent difficile de dire quel est l'élément anatomique primitivement affecté. Quand on en vient à l'autopsie, on trouve ordinairement tous les tissus qui entrent dans la composition du rectum plus ou moins compromis. Cependant on peut quelquefois les distinguer encore, soit à la persistance et même à l'exagération de quelques-uns de leurs caractères, soit à la manière différente dont ils subissent la dégénérescence. On aura des preuves de ce que j'avance ici dans une observation de M. Cruveilhier et dans celle que j'emprunterai à Bayle. Cependant, quand, par exception, on ne trouve qu'un élément anatomique atteint par le cancer, c'est, le plus souvent, le tissu cellulaire qui entre dans la structure du rectum ou celui qui le double. Ainsi, c'est souvent le tissu sous-muqueux avec ou sans la participation de la membrane interne du rectum, c'est la couche la plus superficielle de ce tissu qui est infiltrée de matière cancéreuse, quand on observe les plaques dont j'ai parlé tantôt. Dans ces cas d'infiltration, on observe quelquefois des hypertrophies des tissus qui n'ont pas encore été envahis ; ainsi, on a noté l'hypertrophie de la couche musculeuse ; le plus souvent, au contraire, ces tissus sont frappés d'atrophie.

On est porté à admettre l'envahissement du tissu cellulaire qui double le rectum, quand le cancer se manifeste par masses, par des tumeurs volumineuses qui font plus ou moins de relief dans le rectum, en conservant une large base. Alors, souvent, on trouve la répétition de ces tumeurs dans d'autres parties du bassin, lesquelles se lient ou coïncident encore avec de nouvelles masses de même nature, nées dans le parenchyme du foie ou dans d'autres viscères. On peut presque assurer alors qu'il s'agit d'un cancer encéphaloïde. Les masses cancéreuses, qu'il est surtout important d'étudier au point de vue du diagnostic et de la médecine opératoire, sont celles qui se développent à la partie antérieure du rectum. Là, elles se trouvent dans des rapports avec les voies urinaires ou avec les organes génitaux, qui peuvent donner lieu à des erreurs de diagnostic et qui exigent des modifications dans les procédés opératoires, quand on veut les enlever ou les détruire. Ces tumeurs présentent des différences très notables selon les sexes. Ainsi des pièces de l'appareil urinaire sont plus ou moins compromises chez l'homme, tandis que c'est le vagin et la matrice dont les fonctions sont gênées, chez la femme. Ces masses cancéreuses se développent ordinairement dans le tissu cellulaire qui unit la face antérieure du rectum aux autres organes contenus dans l'épaisseur du périnée ou à la vessie et à la matrice. Dans les commencemens de la maladie, on observe des symptômes qui sont en rapport avec le sens dans lequel la tumeur a acquis son principal développement. Ainsi, si c'est plutôt en avant qu'en arrière, on observera des symptômes du côté des voies urinaires ou génitales, et cela, quelquefois, avant que la constipation soit assez prononcée pour diriger les soupçons du côté de l'intestin. Même, à développement égal du côté du rectum ou du côté des voies urinaires, ce sont celles-ci qui quelquefois souffrent le plus, parce que leurs fonctions sont plus facilement entravées. C'est ainsi qu'on croit pendant long-temps à un rétrécissement de l'urèthre, à une maladie de la prostate, quand il s'agit d'un cancer situé à la partie antérieure du rectum. On est conduit à cette erreur par le malade, qui se plaint surtout et plutôt des souffrances, des difficultés qu'il éprouve pour uriner, parce que cette fonction se répète plus souvent que la défécation, laquelle peut être suspendue pendant long-temps sans inquiéter le malade, sans le faire trop souffrir; tandis qu'un malade qui n'a pas uriné depuis seulement une journée éprouve des inquiétudes, puis des douleurs qu'il manifeste vivement. En effet, le réservoir urinaire est loin d'avoir la capacité de la partie du canal intestinal qui se constitue aussi en réservoir, dans les cas d'obstacle aux matières fécales. Les douleurs de la rétention d'urine étant donc plus vivement et plus promptement éprouvées, les plaintes du malade dirigent l'attention des praticiens sur les voies urinaires plutôt que sur le rectum. Quand, au lieu de produire la rétention d'urine, la tumeur cancéreuse, en comprimant la vessie, l'oblige à évacuer souvent l'urine, la répétition fréquente de cette fonction est encore facilement observée par le ma-

lade ; elle frappe plus son esprit et l'attention du médecin
que les fréquens besoins d'aller à la selle, lesquels, d'ailleurs,
sont souvent attribués à toute autre lésion du tube digestif,
dont on si'nquiète beaucoup moins que d'une maladie des
voies urinaires. Ceci doit nous engager à explorer le rectum, toutes les fois que des symptômes du côté des voies urinaires se manifestent.

Les tumeurs cancéreuses de la partie antérieure du rectum sont plus fréquentes chez la femme que chez l'homme.
J'ai sous les yeux plusieurs observations remarquables de
ces tumeurs chez la femme. M. Sonnié a présenté à la société anatomique une tumeur portée par une femme qu'il
avait examinée avant sa mort. Le ténesme était fréquent.
Après beaucoup d'efforts, sortait par l'anus une petite quantité de matières mêlées de glaires. « L'émission des urines
est également difficile et douloureuse. Le périnée est saillant. Le doigt porté dans le vagin ne sent pas le col de l'utérus, mais rencontre, à peu de distance, sur la paroi postérieure une tumeur à surface sans inégalités, qui fait une saillie bien plus considérable du côté du rectum où elle présente également une surface lisse et arrondie (1). » Je reviendrai sur la structure de cette tumeur qui avait le volume de
la tête d'un fœtus. Dans le *Journal des Connaissances mé-
dico-chirurgicales* on trouve l'observation d'une tumeur située encore entre le rectum et le vagin. Mais ici on a constaté qu'elle était plus prononcée du côté de ce dernier canal ;
là la muqueuse se trouvait adhérente sur des points et usée
sur d'autres, tandis que du côté du rectum cette membrane avait conservé sa mobilité. On conçoit qu'ici l'ex-

(1) *Bulletin de la société anat.*, 9ᵉ année, p. 196.

tirpation pouvait être faite du côté du vagin, en respectant au moins la membrane muqueuse du rectum, en évitant enfin une perforation de la cloison recto-vaginale. Malheureusement l'opérateur ne put parvenir à éviter cet accident.

D'autres fois la tumeur plus voisine du rectum et de l'anus peut permettre une extirpation sans lésion du vagin. Ainsi, dernièrement M. Roux a extirpé une tumeur cancéreuse grosse comme une pomme d'api. Elle était située à la partie inférieure et antérieure du rectum. Par une dissection habile, cet opérateur a pu respecter le vagin, le laisser intact (Communiqué par M. Roux).

§ VII. Je viens d'étudier le cancer qui a son origine dans les tissus qui composent le rectum et ceux qui l'entourent immédiatement. Je n'ai pas à faire l'histoire du cancer qui, né dans d'autres organes, envahit consécutivement le rectum. Je dois cependant noter quels sont surtout ces organes.

Quand il s'agit du cancer consécutif, la question de fréquence, selon le sexe, est facilement tranchée. Ainsi la fréquence du cancer de l'utérus doit indiquer *à priori*, la fréquence plus grande, chez la femme, du cancer consécutif du rectum. Il y a même loin entre la fréquence du cancer du vagin et celle des voies urinaires. On peut voir, dans mon livre de *Pathologie externe*, combien les cancers de la prostate sont rares. C'est au point que des auteurs très estimés ont pu nier, avec quelque apparence de raison, le cancer primitif de cette glande. Il est vrai que des cancers de la vessie ont été plus fréquemment observés; mais il n'y a nulle espèce de comparaison à établir entre leur fréquence et celle des mêmes cancers de la matrice, des ovaires et du vagin.

Des grandes et petites lèvres, le cancer peut même se propager à l'anus et de là au rectum. J'ai observé deux cas de cette nature à l'hôpital de Lourcine. Les mêmes organes qui communiquent le cancer au rectum peuvent très bien, par réciprocité, le recevoir de lui. Ici, c'est le vagin qui a le triste privilège de fournir le plus de preuves de cette réciprocité. Aussi les fistules recto-vaginales, par le cancer, sont-elles communes. Puis vient le col de la matrice et son corps. Les organes qui parcourent l'épaisseur du périnée de l'homme résistent plus long-temps à l'envahissement du cancer du rectum.

Que la dégénérescence parte de l'intestin ou qu'elle naisse dans d'autres organes que contient le petit bassin, sa nature envahissante, extensive lui fait réunir, assimiler toutes ces parties dans une espèce de gangue commune. Or, comme le cancer n'envahit que pour détruire, ces organes sont rongés, ulcérés, perforés ; de là des communications entre des canaux, des réservoirs qui, finalement confondus, ne forment plus qu'un cloaque hideux et infect où sont mêlés les matières fécales, l'urine, du sang et des humeurs morbides. Après avoir dévoré, détruit le contenu ; le cancer attaque quelquefois le contenant. On a vu, en effet, des organisations de fer résister assez à cette affreuse maladie pour lui donner le temps de s'attaquer aux os mêmes qui composent le bassin, quand elle n'avait plus rien à détruire dans les organes qu'il contient. Rarement le mal se contente d'une voie de propagation ; il fait servir à sa cruelle activité et les moyens qui séparent et les moyens qui unissent les organes ; et ce sont alors tout autant de conducteurs du cancer. Pour atteindre son but de destruction, il utilise même les moyens de réparation. Ainsi le sang, ce véhicule de la vie, se mêle aux élémens de la mort qu'il va porter dans les viscères les plus importans. Voyez le foie : il est souvent envahi par les mêmes masses cancéreuses qu'on trouve dans le bassin. Sans cesser son œuvre de destruction, dans la localité, le cancer envoie, au loin, des moyens terribles de représentation, afin que s'il est attaqué sur un point il ait des réserves qui malheureusement ne lui font pas défaut.

§ VIII. Des faits importans à noter sont ceux qui se produisent au-dessus et au-dessous du cancer du rectum qui forme un rétrécissement. Au-dessus, il y a accumulation de gaz et de matières fécales, dilatation de plus en plus considérable avec épaississement ou amincissement ou ulcération de l'intestin, ou enfin rupture. On trouve quelques exemples, dans la science, de cet accident toujours mortel. La huitième observation de M. Costallat n'est autre que le fait d'Hevin qui a trait à une crevasse intestinale par gangrène. Il y eut épanchement stercoral. Morand, dit M. Jobert, « cite un cas de rupture du rectum à l'époque du ramollissement du cancer. » — « Moi-même, ajoute ce chirurgien, j'ai pu observer sur un malade traité par des hommes très distingués, MM. Marjolin et Kapeler, une rupture du rectum et de l'intestin grêle survenue à la suite de cette affection; elle fut déterminée par un effort que fit le malade en se levant. » (*Traité théorique et pratique des maladies chirurgicales du canal intestinal*, tome 1er, page 263.) Après avoir fait mention d'un exemple de rupture intestinale présenté à la société anatomique par M. Behier, M. Cruveilhier cite une observation où cet accident est noté. Voici les détails de l'autopsie : « A peine le bistouri eut-il traversé la paroi antérieure de l'abdomen, qu'il s'échappa une grande quantité de gaz fétides qui étaient bien évidemment contenus dans la cavité péritonéale. Les intestins, refoulés en arrière, étaient recouverts

de matières fécales dont la source était une grande perforation du colon ascendant. Le gros intestin était distendu par
une grande quantité de matières fécales. Injection très prononcée de la surface péritonéale des intestins grêle et gros.
Il fut facile de trouver la cause de la rétention des matières
fécales et de la perforation de l'intestin colon dans un rétrécissement dur, annulaire, de la partie inférieure de l'intestin rectum ; rétrécissement assez considérable pour ne pouvoir pas admettre l'extrémité du petit doigt. Quelle était la
nature de ce rétrécissement? Etait-ce un cancer dur ?
Etait-ce un rétrécissement fibreux, une cicatrice, suite d'une
ulcération circulaire de l'intestin? Je me suis tu à cet égard ;
j'ai seulement dit, dans mes notes : rétrécissement, squirrho-
sité de la partie inférieure du rectum. » (Cruveilhier, liv. 25.)
L'organisme se livre quelquefois à des efforts inouïs pour
éliminer les matières d'une manière quelconque. Ainsi on
le voit quelquefois tenter un anus artificiel ou chercher à
creuser une voie collatérale pour transmettre indirecte-
ment les matières de la partie supérieure du rétrécissement
à la partie inférieure. Mais ces efforts ont toujours été vains.
La sixième observation de M. Tanchou est un très bel
exemple d'abcès stercoral énorme à la suite d'un rétrécissement probablement squirrheux. La tumeur n'avait pas
moins de 15 à 18 pouces; elle fut ouverte; les bords de la
plaie tombèrent en gangrène; il en résulta un vaste cloaque.
Les gaz et les matières sortaient par cette ouverture, et la
malade éprouva quelque soulagement. Mais bientôt les fistules se rétrécirent et la rétention se reproduisit ; il fallut
faire de nouvelles incisions, une d'elles réunit une fistule à
l'anus normal. Emaciation ; mort. Pas d'autopsie. En li-
sant les détails de l'autopsie de Talma, publiés par

M. Breschet, on voit que le colon dilaté au-dessus du rétrécissement se mettait en rapport avec une partie du rectum situé au-dessous du rétrécissement : là allait s'établir un nouveau canal. Mais les adhérences préalables et nécessaires à un
pareil prodige firent défaut, et il survint des accidens qui
tuèrent le malade.

Les phénomènes qui se passent au-dessous du rétrécissement du rectum, sont ordinairement opposés à ceux qui ont
lieu au-dessus. Ainsi, au lieu d'une augmentation du calibre de
l'intestin, on trouve une diminution. Il existe, en effet, beaucoup de cas de cancers de la partie moyenne ou supérieure du
rectum, dans lesquels on a observé que les progrès du mal se
faisaient de bas en haut, et les malades sont souvent morts
sans que la partie inférieure du rectum ait été envahie par le
cancer. Eh bien, cette portion qui avait été respectée par le cancer subissait une modification de nutrition, une espèce d'atrophie, un retrait absolument comme celui qu'on observe dans les
autres canaux de l'économie, qui ne sont plus en rapport suffisant avec leurs modificateurs naturels. La partie inférieure
de l'intestin n'étant traversée que par des matières fécales
déjà passées à la filière représentée par le rétrécissement subit
donc une espèce de diminution de calibre par atrophie. C'est
ainsi que le rectum d'un homme de cinquante ans ressemble
à celui d'un enfant. Talma présentait cette particularité. Le
rectum peut être envahi par deux cancers annulaires, l'un
est au-dessus de l'autre, et, entre eux, peut exister, pendant
quelque temps, une partie de l'intestin tout-à-fait saine. Mais
cette partie subit bientôt une dilatation qui la transforme en
une espèce de réservoir d'où les matières fécales sortent
difficilement. En effet, les parois de ce réservoir ne sont pas
très contractiles, et l'impulsion venue de l'abdomen, se bri-

sant, en grande partie, sur le premier rétrécissement, les matières fécales séjournent dans la poche intermédiaire aux deux cancers. Les fèces ne sortent alors qu'à la suite d'efforts incroyables, absolument comme ceux de l'accouchement; ou bien quand elles sont délayées par une supersécrétion de la membrane qui tapisse l'intestin. Il arrive alors, quelquefois, que la sortie de ces matières délayées est involontaire.

C'est principalement quand le cancer est encéphaloïde que surgit, quelquefois, un incident qui jette une lueur d'espérance sur cette scène de désespoir. En effet, une partie de la masse cancéreuse se détache, est expulsée, et une voie plus large est ouverte aux matières. Mais alors survient souvent l'incontinence, surtout si le cancer attaque les sphincters, ou bien des hémorrhagies, et bientôt progrès sensible dans les désordres causés par la diathèse. La victime détrompée voit qu'elle n'a plus qu'un pas à faire pour gagner le tombeau.

§ IX. Pour établir d'une manière plus positive le pronostic et juger l'ensemble des questions que peut réclamer le cancer, il faudrait distinguer les espèces différentes que présente cette dégénérescence. Il serait utile de savoir quel est du squirrhe, de l'encéphaloïde, du cancer colloïde ou gélatiniforme, celui qui envahit le plus fréquemment le rectum.

M. Cruveilhier admet que cette dernière forme envahit le plus souvent le reste du canal alimentaire; il avance aussi que c'est ce cancer gélatiniforme qui affecte le plus souvent le rectum. Parmi les faits sur lesquels l'opinion de ce professeur est basée, je citerai le suivant. Il est trop remarquable, au point de vue de l'anatomie pathologique, pour que je n'insère pas, en entier, tous les détails de l'autopsie.

« Voici la description anatomique d'un cancer de la partie

inférieure du rectum, qui a été observé chez une vieille femme, et qui offre cette particularité, que la matière gélatiniforme est contenue dans des kystes de diverses dimensions, fortement pressés les uns contre les autres, en sorte qu'on pourrait appeler cette forme de cancer, cancer gélatiniforme enkysté! L'anus était entouré d'une multitude de bosselures d'un égal volume, dont plusieurs considérables étaient surmontées de bosselures plus petites, en sorte que l'ouverture anale occupait le fond d'un infundibulum extrêmement profond. Deux ulcérations se voyaient à l'entrée de l'anus.

« Le rectum présentait, à une petite distance de l'orifice anal, une ulcération en forme de zone ; elle était profonde, avait détruit toute l'épaisseur du rectum dans une partie de sa circonférence et communiquait avec des clapiers qui pénétraient jusque dans l'épaisseur de la peau dégénérée qui avoisinait l'anus.

« La dégénération qui avait donné au rectum une énorme épaisseur s'arrêtait brusquement à trois pouces de l'anus : immédiatement au-dessus, le rectum présentait une hypertrophie considérable dans sa membrane musculaire. Cette dégénération, qui avait tous les caractères du cancer gélatiniforme, m'a offert dans ses deux tiers supérieurs une disposition que je n'avais point encore rencontrée. Qu'on imagine une multitude d'acéphalocystes d'inégal volume dont quelques-unes avaient le développement d'un œuf de pigeon, fortement pressées les unes contre les autres et contenues dans une trame fibreuse, et on aura une idée assez exacte de cette altération ; mais ce n'étaient point des acéphalocystes.

« L'enveloppe de chaque kyste était fibreuse, très dense et très mince ; la matière contenue, tout-à-fait semblable à de la geléc de pomme, à la surface de laquelle se voyait une matière crétacée représentant exactement, pour l'aspect, la matière crétacée qui couvre les excrémens des oiseaux, cette matière crétacée contenait des concrétions ou grains calcaires. Au centre de la matière gélatiniforme se voyaient deux autres vaisseaux sanguins, semblables à ceux qui se forment dans le germe du poulet, vaisseaux *sans parois,* terminés par un renflement à l'une de leurs extrémités. La trame fibreuse, au milieu de laquelle étaient contenus ces kystes, était évidemment constituée par les membranes du rectum. J'y ai reconnu les fibres longitudinales de cet intestin ; on y voyait, en outre, du tissu adipeux, preuve évidente que ces kystes avaient acquis leur développement du côté du tissu adipeux du bassin.

« Le tiers inférieur du rectum ne présentait pas le moindre vestige de kystes, mais bien un tissu aréolaire à mailles fibreuses, rempli, comme une éponge, de matière gélatineuse qu'on exprimait avec la plus grande facilité ; cette dégénération s'étendait dans l'épaisseur de la peau ; une pellicule extrêmement mince, presque épidermique, avait résisté et recouvrait les bosselures de sa surface ; au voisinage de l'ulcération en zone du rectum, la matière gélatiniforme n'avait subi aucun changement, seulement elle était parcourue par un plus grand nombre de vaisseaux sanguins.

« En arrière du rectum était une masse aréolaire gélatiniforme, dont toutes les aréoles présentaient des vaisseaux sanguins (1). »

Les mots de squirrhes, de squirrhosités du rectum, qu'on

____

(1) *Anatomie pathologique du corps humain,* 25ᵉ livraison in-fol.; fig. col.

trouve si souvent dans les livres et dans les observations, sembleraient indiquer que la forme squirrheuse se montre très fréquemment au rectum, et, s'il était possible, un jour, d'établir que les rétrécissemens fibreux dont il est si fréquemment question ne sont que des squirrhes dans leur premier état d'évolution, l'opinion de M. Cruveilhier perdrait singulièrement de sa force, à moins qu'on ne considère le cancer gélatiniforme comme une période du squirrhe. J'ai toujours fait la remarque que voici : Pendant la vie des malades, on parle presque toujours de rétrécissemens fibreux, de squirrhosités, de squirrhe, tandis qu'à l'autopsie, c'est l'encéphaloïde qui se fait remarquer ou le tissu colloïde. Le plus souvent, c'est une combinaison de tous les cancers. Je ne sais si on a trouvé de la mélanose. On a rencontré mêlées au cancer des masses fibrineuses, nouveau témoignage de la justesse des idées de M. Velpeau qui fait jouer un si grand rôle au sang, dans toutes les productions morbides. En ouvrant cette grosse tumeur dont j'ai déjà parlé, tumeur observée par M. Sonnié entre le vagin et le rectum, on trouva qu'il entrait dans sa composition « une substance d'un jaune rougeâtre semblable à la fibrine contenue dans les sacs anévrysmatiques, à la couleur près qui était moins intense. Cette partie de la tumeur se laissait diviser en petits faisceaux dans un même sens (1). »

Pour compléter les idées qu'on doit avoir sur la manière dont la matière cancéreuse est distribuée et combinée, je ne puis mieux faire que de citer les détails d'une autopsie décrite dans l'ouvrage de Bayle, lequel peut encore passer pour un maître en anatomie pathologique. J'aurai ainsi, dans

1) *Bulletin de la société anat.*, 9ᵉ année, p. 200.

mon travail les deux autopsies de cancer du rectum auquel-
les on aura, peut-être, à faire le moins de reproches. J'ai dit
et j'ai démontré, par une observation de M. Cruveilhier, que
certaines tuniques de l'intestin pouvaient être hypertrophiées
pendant la dégénérescence cancéreuse ; j'ai ajouté que d'autres fois, même après avoir été envahies par le cancer, elles
offraient encore des caractères qui les faisaient distinguer.
Voici les preuves de cette dernière assertion :

« En fendant l'intestin depuis la partie inférieure de l'S
du colon jusqu'à l'anus, on vit que le rectum était partout
très épaissi, de sorte qu'à la partie inférieure, à deux pouces
de distance de la marge de l'anus, la coupe des parois de
l'intestin et du tissu lardacé, qui leur adhérait intimement,
avait près de trois travers de doigt d'épaisseur. A la fin du
colon et à la partie supérieure du rectum, les parois intestinales étaient à peine durcies et un peu épaissies ; elles
étaient d'ailleurs presque saines, mais le désordre augmentait à mesure qu'on examinait le rectum plus près de sa partie
inférieure. On distinguait cependant encore, presque partout,
trois substances bien distinctes : 1° la substance lardacée
placée à l'extérieur ; 2° une substance d'un gris blanc un peu
azuré, plus ferme que le tissu lardacé et qui avait un peu l'apparence d'un tissu cartilagineux ; 3° une substance plus blanche et presque d'un blanc de lait dans divers endroits.

« La substance lardacée paraissait formée par une dégénération du tissu cellulaire. La substance cartilagiforme paraissait une transformation de la membrane musculaire, et
la substance blanche paraissait être la membrane muqueuse
dégénérée. Dans les endroits les plus épais, la substance lardacée avait près de deux travers de doigt, la substance cartilagiforme au moins six à huit lignes, et la substance blanche

quatre à six lignes. De cette dernière on voyait, dans la moitié supérieure du rectum, s'élever des excroissances lenticulaires et pisiformes, molles, rougeâtres ou noirâtres à leur surface, blanches à l'intérieur, parcourues par de nombreux vaisseaux capillaires sanguins qui donnaient au tissu de ces excroissances le même aspect que présente la substance cérébrale chez les très jeunes sujets. Dans les trois pouces inférieurs du rectum, la surface de la membrane muqueuse n'offrait pas de pareilles excroissances ; tout le tissu paraissait uniformément ulcéré, mais il y avait plusieurs fissures ulcéreuses bien marquées, et des restes d'excroissances aplaties.

« Une matière purulente sanieuse et horriblement fétide suintait de toute la surface intérieure du rectum, qui était marbrée de diverses couleurs, rouge, noire, blanche, brune, irrégulièrement distribuées. »

Il y a une autre forme de cancer qui, sous une apparence d'abord plus bénigne, finit souvent par avoir toute la gravité de ceux que je viens d'indiquer. Celui-là, au lieu de commencer par l'induration, par la tumeur encéphaloïde, squirrheuse ou autre et au lieu de se terminer par l'ulcération, débute au contraire par là. Ce cancer ressemble à celui qu'on observe à la face, aux lèvres, quelquefois sur le col de la matrice. Il commence par ulcérer la peau ou la membrane muqueuse, puis naît, autour de l'ulcère, au-dessous de lui, une induration qui suit, plus tard, l'évolution des autres cancers. On prétend que ce sont souvent des ulcérations de nature syphilitique qui finissent par se compliquer de cancer. Ainsi ce serait ce cancer qui surviendrait à la suite des ulcérations vénériennes et dartreuses ; celui aussi qui envahirait les hémorrhoïdes, ulcères, etc. Comme les lésions dont je viens de parler sont fréquentes à l'anus, comme elles coïncident avec le cancer du rectum , on est porté à établir des rapports étiologiques entre eux. Je déclare cependant, sans prétendre le moins du monde, infirmer ce que d'autres croient avoir bien établi ; je déclare n'avoir jamais vu une ulcération vénérienne du rectum se transformer en ulcération cancéreuse, et cependant partout je lis, j'entends parler de cette transformation. Je le répète, je ne la nie pas.

ARTICLE II. — Symptômes.

Les symptômes du cancer du rectum peuvent être divisés en deux principales catégories : 1° symptômes relatifs, surtout aux altérations physiques du rectum ; 2° symptômes relatifs à la nature de la dégénérescence.

§ 1. Symptômes relatifs aux altérations physiques du rectum.

A. *Examen du tube digestif.* — Voyons d'abord ce qui se passe du côté du rectum. Nous étudierons, ensuite, les symptômes fournis par la partie du tube digestif qui est au-dessus du cancer.

1° La défécation est nécessairement modifiée, ce qui est une conséquence des altérations de forme de calibre de direction de l'intestin malade. Notons , en premier lieu, la rétention des matières fécales, mais sans exagérer la valeur de ce symptôme, car il est des individus qui n'ont poussé aucune selle, pendant des mois entiers, sans en être notablement incommodés. Ainsi M. Tanchou cite une dame qui resta deux mois et demi sans aller à la selle. Elle n'avait aucune espèce de rétrécissement du rectum. Cette constipation, selon M. Tanchou, était due à l'usage abusif des lavemens qui avaient affaibli la contractilité intestinale. D'ailleurs, je vais prouver bientôt que l'incontinence peut très bien être une des conséquences du cancer du rectum. Le plus souvent, la rétention des matières fécales est incomplète, même au dernier terme du mal. Le malade va plus ou moins à la garde-robe. Mais c'est, généralement, après des efforts quelquefois inouïs et ressemblant à ceux de l'accouchement. Le patient n'expulse souvent que quelques parcelles de matières déchiquetées, rubanées ou ressemblant à du macaroni, et cela, parfois, au prix d'atroces douleurs. Il n'y a nul rapport entre le temps qu'il met à la défécation et la quantité des matières évacuées. Il arrive aussi, mais dans les derniers momens de la maladie, qu'un malade fortement constipé pousse une selle copieuse, espèce de débâcle qui précède trop souvent la mort.

Les matières fécales n'ont pas toujours assez de consistance pour se mouler en rubans, en cordons, comme je viens de le dire. Quand elles sont liquides, elles partent quelquefois par fusées, après une éruption prolongée de gaz fétides. Le même individu, à la même période du cancer, peut offrir des différences dans la forme du boudin stercoral, dans la consistance des matières. Ainsi, il n'est pas rare de voir la diarrhée alterner avec la constipation. La diarrhée même peut être continue. Un malade, dont il sera plusieurs fois question, demandait des remèdes contre la diarrhée (1). Aux gaz, aux fèces, aux humeurs stercorales qui constituent les produits de la défécation normale, se mêlent une humeur séreuse, sanieuse, puriforme, glaireuse, et des détritus, des

(1) *Presse médicale.*

débris du cancer lui-même. Les selles prennent, dans ce dernier cas, l'odeur particulière du cancer.

Il n'est pas rare de voir les fèces teintes de sang. Il coule, quelquefois, dans les intervalles des selles ou est expulsé par caillots. L'hémorrhagie est, parfois, le premier symptôme qui frappe l'attention du malade et du médecin. Mais la sortie du sang, par l'anus, étant un symptôme qui se lie à d'autres maladies bien moins graves que celle qui nous occupe, on néglige, trop souvent, de lui donner l'importance qu'il mérite, surtout si on constate, en même temps, de petites tumeurs souples au commencement du rectum. On a l'habitude alors de ne croire qu'à des hémorrhoïdes, et souvent on regrette de ne pas avoir porté plus loin les investigations.

Il arrive aussi que la défécation n'est nullement entravée, ou, pour mieux dire, elle ne l'est pas au point de causer au malade un malaise ou des souffrances qui l'obligent à recourir à nos conseils. C'est ainsi que certains cancers du rectum parviennent à une période assez avancée, sans qu'on se doute, le moins du monde, de leur existence. Cette particularité n'est pas exclusivement offerte par le cancer du rectum, car il est des cancers de la matrice et d'autres organes qui restent des années entières à l'état latent. Ce qui masque surtout le cancer, c'est l'absence de la douleur. Or, ici il y a double erreur à éviter : celle qui naît de l'absence de la douleur, celle qui est produite par une fausse interprétation de ce symptôme. Ainsi, on sait que plus d'une maladie du rectum peut offrir des douleurs ayant la plus grande analogie avec celle du cancer. Ce sont principalement certaines hémorrhoïdes qui produisent des douleurs qui semblent traverser le bassin, retentir aux cuisses, aux aines, absolument comme les douleurs du cancer.

Ou la sortie, par l'anus, des matières des humeurs est soumise à l'empire de la volonté au moment de la défécation et mêlées entre elles, ou bien il y a incontinence. Il vient une période du cancer où la sanie, les glaires, le sang et même les fèces sortent involontairement : c'est la période d'ulcération. Même, avant l'ulcération, il peut sortir involontairement une ou plusieurs des humeurs indiquées. Alors surtout, on observe les pertes de sang ; plus rarement, l'élimination de portions plus ou moins considérables du cancer. Quand ces deux phénomènes se produisent, on soupçonne un encéphaloïde. Ils sont expliqués par le ramollissement, l'ulcération, la gangrène même du cancer. On a vu quelquefois celui-ci être éliminé par les seuls efforts de l'organisme, lequel s'est mis à travailler ensuite à la cicatrisation de la caverne d'abord creusée par le cancer. Mais, comme, même ce qui est heureux ailleurs, doit devenir fatal ici, la cicatrice produit un rétrécissement ; de là, de nouvelles rétentions des matières qui ne cessent qu'après un retour du cancer, auquel le malade succombe nécessairement.

J'ai parlé, dans le premier article, d'une disposition particulière des tumeurs cancéreuses voisines de l'anus, qui peut donner lieu à l'incontinence. On conçoit que des tumeurs situées au commencement du rectum puissent, en se développant, comprimer, paralyser le sphincter et produire l'incontinence, quand les matières sont liquides. Ces tumeurs, en se développant du côté du sphincter externe, font quelquefois une saillie plus ou moins considérable à l'extérieur. Quand elles règnent sur tous les points de l'anus, elles forment, par ce développement extérieur, un véritable ajoutage du rectum. C'est par le même mécanisme, mais, en sens inverse, que l'urèthre se trouve prolongé à la faveur de certaines hypertrophies de la prostate. Mais tandis que, pour l'urèthre, l'ajoutage a lieu du côté du bassin, le rectum reçoit son prolongement au dehors. Peu importe; les résultats sont quelquefois les mêmes. Ainsi, comme on voit le développement intra-vésical de la prostate donner lieu à l'incontinence et à la rétention d'urine, on voit aussi le développement extra-anal du rectum produire la rétention, l'incontinence des matières fécales.

En faisant l'anatomie pathologique du cancer, j'ai parlé de certaines tumeurs pédiculées, polypiformes; elles peuvent, par les efforts de la défécation, être portées au dehors ou se rapprocher, et donner lieu à des rétentions de matières qui sont augmentées par les efforts mêmes du malade. En sortant de l'anus elles peuvent être exposées à une espèce d'étranglement, et chassées comme le sont certains polypes de la matrice.

L'examen du rectum est de toute nécessité pour donner une valeur aux symptômes que je viens de passer en revue.

Le *toucher* doit être placé en première ligne, puis vient le *spéculum* et l'exploration avec les diverses *sondes* et *bougies*, enfin l'*injection*.

Le *toucher* offre des difficultés; il est fructueux quand le cancer attaque la partie inférieure ou la partie moyenne du rectum, et quand il est borné. Il offre les plus grandes difficultés et une bien moins grande certitude, si le cancer est voisin de la limite supérieure du rectum, et si naissant plus bas, il se prolonge en haut et a des bornes mal tracées. Pour retirer tous les avantages possibles du toucher, le chirurgien devra prendre plusieurs positions et varier celles du malade. Celui-ci sera couché sur le dos ou dans les positions classiques pour les opérations de la fistule à l'anus et de la taille souspubienne;

ou bien on cherchera à rapprocher son attitude de celle d'un quadrupède, il se tiendra sur les mains et les genoux ; ou bien encore il sera debout devant le bord du lit sur lequel il se penchera en tournant le dos à l'opérateur. Le chirurgien se placera donc devant ou derrière le malade. C'est en se plaçant derrière qu'il pourra aller plus profondément, surtout s'il dirige le doigt à gauche, et si pendant l'exploration il invite le malade à pousser comme s'il allait à la selle. Il faut que le doigt fasse une inspection détaillée, minutieuse, qu'il ne laisse pas un recoin en avant, en arrière sur les côtés de l'intestin ; qu'il ne s'en laisse pas imposer par de petites valvules, par un resserrement spasmodique habituel ou causé par le toucher lui-même. Il ne prendra pas pour un cancer les hémorrhoïdes internes, ce chapelet circulaire de tumeurs qui s'affaissent complétement ou résistent un peu, mais reviennent à leur premier état, et offrent d'ailleurs une élasticité que le cancer commençant n'a jamais. Quand, par le toucher ordinaire, on a pas pu parvenir à un cancer élevé, M. Amussat conseille à l'opérateur de pousser, en haut, le coude qui correspond à la main exploratrice avec la main libre, et même de faire pousser ce même coude par un aide. De cette manière, on refoule, en haut, le périnée, et on atteindrait des cancers qui, sans cette manœuvre, auraient échappé au doigt du chirurgien. Quand on a inutilement tenté d'atteindre le cancer avec le doigt, on doit chercher à le rapprocher de cet organe par des pressions méthodiquement faites sur l'abdomen et dirigées dans le petit bassin. Je dirai qu'en admettant la possibilité de ces dernières manœuvres, on devra les considérer comme d'une utilité bornée, car elles peuvent, tout au plus, donner une idée sur l'existence d'une tumeur. Mais ses limites, sa nature ne peuvent

guère être appréciées par le bout du doigt qui touche à peine
un point très limité du mal. Le doigt est le meilleur appré-
ciateur quand il peut être promené sur toute une tumeur.
Alors si sa consistance est considérable, si elle n'a aucune
élasticité, si elle est sur les parties latérales du rectum ou
en arrière; ou bien si le doigt pénètre dans la tumeur qui se
laisse facilement écraser; alors il y a de fortes présomptions
pour le cancer. On devra se méfier des tumeurs antérieures,
car, chez la femme, elles peuvent être confondues avec le corps
de la matrice, son col et même un pessaire. Chez l'homme,
des maladies de la vessie, de la prostate, des calculs prosta-
tiques, ceux de l'urèthre et de la vessie, une maladie des vésicules séminales, peuvent répandre de l'obscurité sur le
diagnostic. Ainsi, pour la femme, à peine le doigt est-il sorti
de l'anus qu'on l'introduira dans le vagin, pour s'assurer de
l'état de ce canal, de celui de la matrice. Cet organe peut être
diversement incliné, et si le corps se porte du côté du rectum, on sent, par le vagin, le museau de tanche dirigé du côté
de la vessie, tandis que le doigt introduit dans l'intestin constate à sa partie antérieure une tumeur mal limitée plus ou
moins mobilisée par des pressions qu'un aide exerce sur
l'abdomen; alors on est porté à admettre que la tumeur est
formée par la matrice, surtout si la surface est parfaitement
lisse. Mais certaines complications jettent, quelquefois, une
nouvelle obscurité sur le diagnostic. Ainsi, le corps de la
matrice ainsi dévié peut lui-même subir la dégénérescence
cancéreuse; alors, si l'ulcération consécutive ouvre cet organe, le doigt, et surtout la sonde exploratrice, peuvent pénétrer dans cet organe, ce qui constitue une fausse route.
On peut croire alors avoir pénétré dans une vraie tumeur qui
faisait saillie dans le rectum et qui aurait été perforée. Quel-

quefois, au contraire, on croit pénétrer dans la matrice ainsi perforée, parce qu'on a dirigé le doigt en avant, et on est en réalité dans le rétrécissement, parce que le cancer a porté fortement en avant la partie supérieure de l'intestin. Un pareil fait s'est présenté à M. Cruveilhier (1). Une antéversion de la matrice a dirigé fortement le col en arrière; ce col a pénétré dans le rectum à la faveur d'une perte de substance de cet intestin. Ici, encore, plusieurs causes d'erreur, on peut prendre le col utérin pour une tumeur cancéreuse, et on a vu des mèches être introduites dans la matrice par le museau de tanche. Ainsi, les moyens d'exploration par le vagin et par le rectum devront être employés simultanément, car ce n'est qu'après un mutuel contrôle qu'ils parviennent à donner au diagnostic des élémens d'une grande valeur. Dans le rapport de l'autopsie d'un sujet mort dans le service de M. Rostan, à la suite d'une lésion organique du rectum, il est dit : « On trouve supérieurement et inférieurement à l'intérieur de l'intestin un bourrelet épais, saillant sous la membrane muqueuse, largement développé qui, par sa configuration, a quelque analogie avec le museau de tanche; et par sa consistance donne au toucher la même sensation (*Presse médicale*). » Ainsi, si en touchant par le rectum on avait trouvé une pareille disposition chez la femme, une erreur opposée à la dernière que j'ai signalée aurait pu être commise.

Chez l'homme, c'est le cathétérisme de l'urèthre et de la vessie qu'il faut joindre au toucher par le rectum. Ce cathétérisme sert souvent à bien marquer la place de la prostate

____

(1) *Anatomie pathologique du corps humain*, 33ᵉ livraison in-fol., fig. color.

et de l'urèthre, et, s'il y a des tumeurs dans ces parties des voies urinaires, s'il y a des corps étrangers, le cathétérisme sert à les déceler.

L'application du *spéculum* est difficile, douloureuse et peu profitable. Ou le cancer est à l'extrémité inférieure ou à l'extrémité supérieure, ou bien entre ces deux extrémités de l'intestin. Pour l'examen du premier point, il est plus difficile, il cause plus de douleur, et il est d'un avantage plus contestable que le toucher. Les cancers de l'extrémité supérieure ne peuvent guère être explorés par le spéculum, car ce n'est que par le bout interne de l'instrument qu'ils peuvent être vus ; or, on sait que la muqueuse rectale qui est si lâche, forme bientôt un bourrelet qui oblitère plus ou moins cette ouverture du spéculum. D'ailleurs, à sa partie supérieure, le rectum présente ce resserrement bien indiqué par O'Béirn, resserrement qui augmente par l'irritation produite du corps explorateur. Les cancers de la partie moyenne, renfermés dans certaines limites, peuvent plus facilement, plus fructueusement être explorés ; mais il faut alors se servir d'un spéculum à trois valves. Une ou deux valves pourront être retirées quand le spéculum aura été introduit dans le rectum ; là où les valves manqueront restera une fenêtre par laquelle on pourra voir le cancer. C'est surtout pour l'application du spéculum qu'il faut avoir égard à la direction et à l'état du spasme du rectum. On devrait donner au spéculum une courbure adaptée à la principale inflexion du rectum ; alors une fois qu'il aurait franchi l'anus, ce qui est quelquefois très douloureux, en le dirigeant à gauche, on l'introduirait plus facilement. Je voudrais un spéculum ayant une courbure analogue à celle du sacrum ; on le présenterait à l'anus, la concavité dirigée du côté du coccyx; après un pouce de trajet, on imprimerait à l'instrument un demi-tour de rotation qui amènerait, en avant, sa concavité. Ce mouvement de demi-rotation, qui ressemblerait au tour de maître des lithotomistes, faciliterait l'introduction et placerait le spéculum dans la direction du rectum et de l'os sur lequel cet intestin est appuyé. Mais si l'on se rappelle ce que j'ai dit sur les changemens de direction d'un rectum cancéreux, on reconnaîtra souvent la vanité, l'inutilité de ces moyens d'exploration.

En traçant les règles de l'application du spéculum, j'ai, par anticipation, indiqué la marche qu'il fallait suivre pour l'introduction des *sondes*, des *bougies à empreinte*. Ces moyens d'exploration sont surtout usités quand le doigt nu ou armé d'un dé à coudre surmonté lui-même de phalanges artificielles, n'a pu atteindre le mal. Or, dans ce cas, il est très difficile d'explorer le cancer, et la cire à mouler, en supposant qu'elle parvienne jusqu'au cancer, ne pourra en donner qu'une idée bien incomplète. Les empreintes qu'elle aura reçues seront la plupart effacées quand on retirera la bougie, car il faudra qu'elle parcoure, à son retour, tout le rectum et qu'elle franchisse enfin l'anus : or, il est difficile de croire que cette filière laisse intactes les empreintes qui n'auraient pas été effacées par les divers replis du rectum et par la contractilité spasmodique qui se manifeste souvent pendant les manœuvres d'exploration, surtout à la partie supérieure de l'intestin. L'introduction des sondes est surtout utile pour conduire, dans la partie supérieure du rectum, ou au-dessus du cancer, des liquides dans le but de délayer les matières fécales et de faciliter leur expulsion. Ici, la sonde à double courant, de M. le professeur Cloquet, peut avoir des avantages. On peut se servir d'une sonde œsophagienne comme celle

qui fut employée par Dupuytren quand il pratiqua le cathétérisme du rectum chez Talma. Il vaudrait mieux cependant,
pour plus de certitude d'atteindre la lumière supérieure,
employer une sonde courbe ; mais la courbure devra alors
appartenir à un plus grand arc de cercle que celui des sondes uréthrales.

Les *injections*, qui devront d'ailleurs précéder tous les
autres moyens de diagnostic, sont elles-mêmes un excellent
moyen d'arriver à la certitude. Selon moi, elles ont une grande
valeur. Elles devront être faites avec soin et par le chirurgien
même. Si on les confiait à des mains ignorantes, on pourrait
être singulièrement trompé par la circonstance que voici :
Quand le rétrécissement est très élevé, reste au-dessous de
lui presque tout le rectum qui peut se dilater au point d'admettre une certaine quantité de liquide. Ainsi, par exception,
cette partie du rectum peut être dilatée, c'est ce qu'on ob-
servait chez le malade dont M. de Laberge a publié l'observation. Le liquide peut passer entre la canule et le rectum.
La personne ignorante qui a donné le lavement, le malade
qui l'a administré lui-même voyant qu'une assez grande
quantité de liquide a été épuisée, assurent que les lavemens
passent. Il faut donc que le chirurgien sache à-peu-près la
mesure, la quantité de liquide que peut contenir l'intestin
sans qu'il en passe entre la canule et l'anus. S'il constate ce
reflux, après avoir poussé une petite quantité de liquide ; si,
en même temps, existent un poids considérable au fondement et des difficultés toujours croissantes pour aller à la
garderobe, si ces trois circonstances sont réunies, on est
bien près de pouvoir établir l'existence d'un rétrécissement
anal par dégénérescence.

L'injection peut entraîner du sang, de la matière cancéreuse seule ou mêlée à des matières fécales. Cette circonstance peut encore éclairer le diagnostic.

2° Examinons maintenant ce qui se passe dans la partie du tube digestif qui est supérieure au rétrécissement. Un obstacle s'oppose à la libre circulation des matières, des humeurs stercorales et des gaz; ceux-ci s'accumulent et donnent lieu nécessairement à un développement de l'abdomen qui revêt des caractères particuliers. Si les parois abdominales ne sont pas trop épaisses, souples, peu chargées d'embonpoint, on peut constater sur diverses parties du ventre des bosselures. Elles sont prononcées, sur le trajet du gros intestin, principalement vers ses dernières parties, à la fosse iliaque, au flanc gauche. Là existe une matité prononcée, et, si la palpation peut être convenablement faite, on sent une série de tumeurs plus ou moins dépressibles, quelquefois mobiles, soit par une pression forte, soit par le mouvement des intestins. Quand cette dépression, cette mobilisation des tumeurs stercorales sont possibles, on les distingue des autres tumeurs du bassin qui pourraient être produites par des inflammations, par des dégénérescences profondes. En percutant, on suivra le trajet connu du colon, en allant de sa terminaison à son origine. A mesure qu'on approche de ce point, la matité se transforme en bruit humorique ou hydro-pneumatique. Le doigt constate déjà de l'élasticité qui devient plus manifeste à mesure qu'on va vers les petits intestins dont la percussion donne lieu au bruit tympanique. Ordinairement ce bruit est plus prononcé à mesure qu'on va vers le centre même de l'abdomen. Comme on le pense bien, le siège des divers bruits peut varier, car rien n'est mobile comme les intestins, et la quantité, la nature des matières qu'ils contiennent diffèrent aussi. C'est ainsi qu'une partie du gros intestin chargée de fèces peut plonger dans le bassin. Alors, s'il n'y a pas de fèces dans les autres parties de l'intestin on ne constatera pas une matité absolue du côté de l'abdomen. Pour arriver, par la percussion, à la constatation bien exacte des matières fécales contenues dans l'intestin plongé dans le bassin, il faudrait déprimer fortement les parois abdominales ; or, les gaz qui les distendent empêchent le succès de cette manœuvre. On conseille alors de percuter le bassin. L'étendue de la matité, celle de la tympanite, sont en rapport avec les matières, les humeurs stercorales, les gaz retenus au-dessus du rétrécissement.

On entend aussi des bruits par l'auscultation et même sans ausculter méthodiquement. Ainsi les borborygmes, les éructations sont parfaitement entendus, même à distance. Souvent en changeant le malade de place ou en exécutant une succussion méthodique, on entend un gargouillement prononcé, le bruit d'un tonneau en vidange.

Dans ces derniers temps, on a imprimé qu'une malade ne pouvait se tenir dans le bain, tant sa tympanité la rendait légère (2ᵐᵉ Mém. de M. Amussat, 2ᵐᵉ obs.). Une autopsie, faite par M. Camus (*Revue médicale*, 1833, t. III), a prouvé qu'une tympanite très prononcée a pu abaisser l'utérus au point de produire un vrai prolapsus.

La fluctuation a été aussi constatée dans les cas de rétention de matières fécales.

J'ai déjà dit que les matières fécales, les gaz, enfin la défécation n'était pas toujours complétement supprimée. Mais elle est incomplète, imparfaite toutes les fois qu'il y a un obstacle au gros intestin, et ce sont les reliquats, l'*arriéré* des défécations qui ne se font pas complétement, qui s'accumulent, agissent sur tout le tube digestif intestinal, changent ses dispositions physiques, modifient même ses conditions vitales et préparent les autres accidens qui ressembleront au *miserere,* au *volvulus,* à l'*étranglement*. Aussi toutes les fois qu'on constatera une tympanite peu ou très prononcée, toutes les fois que cette tympanite prendra une forme chronique, que les selles soient fréquentes ou qu'il y ait constipation, qu'il y ait ou non poids, douleur, gêne du côté du bassin, explorez le rectum, portez très haut les moyens d'exploration, vous rencontrerez plus souvent qu'on ne le croit une affection organique du rectum, et tous les jours vous verrez diminuer le nombre des tympanites essentielles.

Quand le cancer oppose un obstacle insurmontable aux matières contenues dans le tube digestif, celui-ci est réduit à une seule ouverture, *la bouche*. L'accumulation va toujours en augmentant; après les gros, ce sont les petits intestins qui se distendent, l'estomac lui-même subit une distension. Alors le trop-plein doit sortir par la bouche ou par une ouverture qui s'opère dans l'abdomen, par une crevasse, une ulcération. J'ai déjà parlé de ces accidens. Des hoquets, des éructations, des vomissemens ont donc lieu, et quelquefois ils ont une odeur de matière fécale. L'haleine a cette fétidité. Cette odeur est même exhalée par la sueur visqueuse qui couvre la peau du malade, sueur qui ressemble beaucoup à celles des malheureux qui ont une rétention d'urine. Les médecins qui ont du goût pour la multiplication des fièvres pourraient bien trouver ici une fièvre dont le nom serait très facile à trouver aussi.

De pareils désordres physiques ne peuvent se produire sans que la vie s'en mêle. Alors apparaissent des symptômes qui annoncent des souffrances, surtout du côté des grands appareils de la vie organique. Ainsi douleur abdominale plus ou moins prononcée, plus ou moins étendue ; fréquence, petitesse, dureté du pouls ; anxiété précordiale, fréquence de la respiration en rapport avec la distension du ventre ; altération de la voix, elle est grêle et comme voilée ; aspect grippé de la physionomie ; refroidissement des extrémités ; sueur plus ou moins visqueuse et froide répandue sur le front, la poitrine, les membres ; rareté des urines, amaigrissement rapide. On n'observe presque jamais des troubles des facultés intellectuelles.

B. *Examen des organes en rapport avec le rectum.* — Avant d'envahir et de détruire les organes contenus dans le petit bassin, le cancer gêne plus ou moins, par sa présence, leurs fonctions. De là, des phénomènes, des symptômes particuliers dont la connaissance est utile au diagnostic. On conçoit que la présence d'une tumeur du rectum peut, en empêchant le développement de la matrice, produire l'avortement. Cependant, M. Cruveilhier cite un cas où, malgré un cancer avancé du rectum, la grossesse put atteindre le septième ou huitième mois. Mais le volume de la tumeur, formée par le cancer, peut rendre l'accouchement laborieux, en diminuant l'étendue des détroits du bassin ou remplissant plus ou moins son excavation. Ainsi, dans la même observation, à laquelle je viens de faire allusion, M. Cruveilhier dit : « Je trouvai M. Sobaud (chirurgien ordinaire) qui tenait un pied de l'enfant et éprouvait les plus grandes difficultés à dégager l'autre, attendu que la tumeur (le cancer du rectum) remplissait l'excavation du bassin et ne laissait pas d'espace pour l'introduction de la main ; je fus assez heureux pour triompher de cette difficulté. L'enfant vint mort au terme de sept à huit mois (1) ».

On voit donc que, s'il n'y a pas eu avortement, il y a eu au moins accouchement prématuré, accouchement difficile et mort de l'enfant.

J'ai déjà fait mention du prolapsus de l'utérus qui pouvait avoir lieu par le développement des gaz dont les intestins supérieurs au rétrécissement sont distendus. Les tumeurs cancéreuses développées entre le rectum et le vagin, celles même qui naissent tout-à-fait du côté du rectum peuvent très bien gêner le coït et empêcher son entier accomplissement ; car il est de ces tumeurs qui arrêtent le doigt et l'empêchent de parvenir au col utérin, quand on l'introduit par la vulve, dans un but d'exploration. En parlant de ces mêmes tumeurs qui sont en avant du rectum, j'ai fait mention des dérangemens subis par l'excrétion urinaire; je connais un cas où, même chez la femme, ce phénomène se produisait. J'ai expliqué déjà comment, chez l'homme, les symptômes du côté des voies urinaires pouvaient précéder ceux qui sont produits du côté des voies digestives. J'ai dit comment ces circonstances pouvaient donner lieu à des erreurs de diagnostic. Ainsi, la tumeur, quand elle est élevée, peut porter sur la vessie, la comprimer, empêcher plus ou moins sa dilatation ; de là, fréquence de l'émission de l'urine, et presque incontinence dans des cas graves ; ou bien, en comprimant le col de la vessie et la prostate, le cancer relève ces parties, et rend plus difficile ou même impossible l'écoulement des urines. Le même effet peut être produit par un cancer plus voisin de l'anus qui comprime alors l'urèthre. Je le répète

(1) *Anat. pathologique*, 33ᵉ livraison.

encore, on ne devra jamais omettre d'explorer le rectum, quand on observe un dérangement dans le cours des urines ; jamais aussi on ne négligera le cathétérisme, si la défécation est dérangée au point d'indiquer une lésion du rectum. Qu'il y ait rétention d'urine ou de matières fécales, dans les deux cas, on observera un développement de l'abdomen. Il faudra donc ne pas se borner au toucher médiat ou immédiat des canaux, des réservoirs qu'on croit malades, mais palper, percuter l'abdomen et le faire méthodiquement.

§ II. Symptômes relatifs à la nature de la dégénérescence.

Comme on le pense bien, je ne dois pas développer ce paragraphe, car je n'ai pas à faire l'histoire générale du cancer.

Les diverses modifications de la sensibilité éprouvées dans le rectum, dans le bassin, du côté de l'abdomen ou même vers les membres inférieurs ; ces modifications ressemblent beaucoup à celles qui se lient à l'existence d'hémorrhoïdes, à une affection de l'utérus, des ovaires, de la prostate, de la vessie même. C'est une gêne, un poids au fondement, des douleurs aiguës qui semblent traverser dans différens sens le bassin, et qui ne sont pas continues. Celles de la matrice ont ordinairement des rapports d'exacerbation avec les règles ou les fonctions génitales. Les douleurs produites par les hémorrhoïdes sont plutôt pulsatives. Celles du cancer, du rectum, piquent comme des aiguilles ; elles ont l'instantanéité, la rapidité de l'éclair, et ont plutôt des rapports avec les diverses périodes de la digestion. Elles sont réveillées par des excès de table, par des troubles de cette fonction, par les efforts de la défécation, par la toux. Il semble quelquefois que les douleurs remontent le long du tube digestif, et elles sont suivies d'un sentiment de faiblesse tout particulier.

La douleur peut être absente pendant très long-temps ; le mal alors n'est décelé que par les symptômes sympathiques ou par les lésions physiques que j'ai déjà indiquées, lesquelles peuvent même donner la mort sans que la douleur se soit manifestée du côté du rectum. Ainsi, il y a eu des cas mortels de rétention de matières fécales, sans que le malade eût, le moins du monde, parlé d'une douleur du côté du bassin. Le fait cité dans la *Presse médicale,* par de Laberge, est une preuve de ce que j'avance ici. Quelquefois il y a des altérations déjà très notables dans la nutrition, un amaigrissement marqué, de la fièvre, à différens momens de la journée, sans que la douleur se soit manifestée du côté du rectum.

Mais, au moment de l'élimination, la douleur éclate ordinairement ou, si elle s'est déjà manifestée, elle s'exaspère. Alors, ordinairement, apparaissent la teinte *jaune paillé* et cet état que les auteurs ont appelé *cachexie cancéreuse*. Avant l'ulcération, mais surtout après, quand des portions de cancer sont détachées, surviennent des hémorrhagies qui jettent le malade dans cette décoloration particulière due à un état de la circulation qui se manifeste par des bruits particuliers des artères, bruits *de rouet*, bruits *de diable*, découverts et si bien décrits par M. le professeur Bouillaud.

ARTICLE III.—Marche, terminaisons.

L'origine du cancer du rectum est inconnue, la marche variable, la terminaison fatalement la même, toujours prévue ; c'est la mort. Mais à quelle époque l'exécution de ce terrible arrêt ? L'ignorance du point de départ implique l'ignorance du terme de la durée. Bayle compte les jours que le malade a à vivre depuis l'époque où il y a eu des douleurs bien marquées du côté du rectum, une constipation opiniâtre ou du dévoiement. Selon le calcul de ce médecin, la durée serait alors de six mois à deux ans. Les cas exceptionnels seraient ceux où la maladie, à partir de ces accidens, aurait duré quatre ou cinq ans. On voit combien les bases de ce calcul sont fragiles. En effet, on peut ainsi commencer à compter un an et plus, après l'existence du cancer, et seulement à sa dernière période; car il en est qui ne font souffrir et ne dérangent notablement la défécation qu'au moment de l'ulcération. On confond quelquefois le cancer avec les maladies auxquelles il a succédé ou qui en ont été une des causes. Le cancer a donc déjà commencé que les malades croient n'avoir que des hémorrhoïdes, ou une affection dartreuse, ou une ulcération syphilitique (Bayle). Dans ces cas, il y a du côté du fondement des modifications de la sensibilité, qui ne sont que l'exagération de celles des maladies auxquelles le cancer succède.

La maladie ne débute pas toujours par des phénomènes qui se passent du côté du rectum. Ainsi, il peut y avoir des coliques, des borborygmes, du ballonnement du ventre avant aucun phénomène du côté du bassin. Je répète encore ici que les premiers phénomènes se manifestent quelquefois d'abord par des souffrances du côté des voies urinaires. Mais, dans le plus grand nombre des cas, apparaissent d'abord des modifications de la défécation, il y a une constipation qui va toujours en augmentant et qui produit les effets, les accidens déjà décrits.

On admettra des exceptions, non très rares cependant. Il y a des intermittences, des momens de répit, une espèce de tolérance de la part du mal. M. Cruveilhier parle d'un officier qui avait des accidens qui le mettaient à deux doigts de la mort ; puis survenait un calme parfait de quatre jours, pendant lesquels le malade revenait à la joie, à l'espérance, et jouissait des plaisirs de la table. (*Loc. cit.*, 33e livr.)

Comme les rétrécissemens de l'urèthre, les rétrécissemens du rectum n'opposent pas un obstacle complétement physique au cours des matières fécales. Il y a ici encore des spasmes, des congestions momentanées accidentelles, des différences dans la digestion, dans ses derniers résidus, qui doivent donner lieu à des modifications dans la défécation, et qui expliquent, au moins en partie, les intermittences dont il s'agit. Quelquefois un purgatif, un bain, un lavement, produisent un bien-être qui passe pour la guérison, tant on a de dispositions à se tromper dans ces circonstances malheureuses. Mais, le plus souvent, les accès reviennent toujours plus terribles, toujours plus indomptables.

Il peut arriver, mais très rarement, que le cancer soit éliminé, et qu'il y ait commencement de cicatrisation de la solution de continuité laissée par la tumeur qui est tombée. Mais cette cicatrisation ne se complète jamais; elle est bientôt reprise par l'ulcération qui la dévore. La nature, la forme du cancer, peuvent avoir une influence sur la marche des accidens. Ainsi, il est certain que le cancer concentrique, cette espèce de squirrhe avec retrait considérable des parois du rectum vers son axe, doit donner lieu à des accidens du côté du ventre beaucoup plus promptement mortels que le cancer qui se présente sous une autre forme. Mais alors cette autre forme, c'est, le plus souvent, l'encéphaloïde; cancer dont la répétition dans les viscères est fréquente, et qui, par conséquent, marche presque toujours avec une complication qui hâte le terme fatal. En effet, avec lui est souvent une teinte jaune de la peau qui annonce que le foie participe à la dégénérescence. Ce cancer a une influence plus délétère. D'un autre côté, quand son ulcération commence, elle marche avec rapidité, et c'est lui qui donne lieu aux hémorrhagies les plus abondantes. Ainsi le cancer concentrique, qui est surtout formé de squirrhe, peut donner lieu à des rétentions de matières, à des accidens du côté du bas-ventre, qui peuvent tuer plus violemment le malade. Les autres cancers agissent davantage sur l'ensemble de l'organisme ; ils l'empoisonnent ou l'affaiblissent ; ils se lient mieux à la *cachexie* et au marasme. Le malade meurt donc, pour ainsi dire, violemment, par des accidens du côté du ventre, ou par une espèce de décomposition vivante. Quelquefois la mort arrive au moment où l'on s'y attend le moins ; elle n'est pas précédée par de graves accidens, elle a lieu avant que le terme du marasme soit avancé. L'époque de la mort de Broussais était peu prévue, puisque des soupçons d'empoisonnement s'élevèrent, et on crut nécessaire de soumettre les entrailles de cet illustre mort à une analyse chimique.

Il y a donc une mort violente, une mort par infection cancéreuse. L'infection purulente a eu lieu aussi dans des cas de complication, et on a observé des pneumonies finales. Ainsi, M. Cruveilhier croit que c'est par cette inflammation que meurent la plupart des malheureux porteurs d'une dégénérescence. Ce n'est pas tout, car la mort est très fertile en procédés. Notons la phlébite et les inflammations du tissu cellulaire du bassin. Un rétrécissement, même un rétrécissement peu considérable, peut faire mourir en annulant peu-à-peu la digestion. Il y a *consensus* entre les diverses pièces de l'appareil digestif ; or, quand une d'elles est gênée dans ses fonctions, quand, depuis long-temps, elle ne fonctionne qu'à demi, les autres se plient plus ou moins à cet état. Ainsi, le malade finit par ne manger qu'à demi, il craint même parfois de manger, prévoyant les souffrances qu'il se prépare. Le malheureux vit donc à demi; or, une pareille existence est facilement renversée par le moindre accident, par la moindre maladie. C'est ainsi que meurent certains individus affectés de cancer du rectum, et cela sans qu'on s'en doute. Il se passe alors ce qui a lieu pour le cancer de l'œsophage non encore très prononcé. L'alimentation a lieu, mais elle est insuffisante, et quoique le malade ne cesse pas de manger, il meurt d'inanition. Je puis très bien comparer mon malade à celui qui a un rétrécissement du larynx, de la trachée. Celui-ci ne périt pas toujours par asphyxie, il s'éteint souvent parce qu'il respire à demi. La digestion de l'air se faisant à moitié, il vit donc à moitié. L'hématose étant insuffisante, la nutrition, l'innervation, s'affaiblissent, et le malade s'éteint lentement.

Pour le dire en passant, beaucoup d'opérés de la laryngotomie meurent ainsi. C'est ce qui montre l'excellence du conseil donné par M. Velpeau, qui veut qu'une large canule soit introduite dans le tube aérien pour que les malades respirent largement.

On conçoit que les complications, les maladies intercurrentes peuvent singulièrement hâter le moment de la mort. Ainsi des chutes d'une partie du rectum, des invaginations du colon, le prolapsus de la matrice, du vagin, des nécroses du sacrum comme cela a été observé par M. Costallat (29ᵉ obs.), la grossesse, des calculs dans la vessie et dans d'autres points des voies urinaires; toutes ces circonstances peuvent amener une mort plus prompte.

ARTICLE IV. — *Étiologie*.

La même obscurité qui règne sur l'étiologie générale du cancer se remarque dans les causes du cancer du rectum.

L'hérédité a rarement été notée par les auteurs. M. Tanchou parle, dans sa 9ᵉ observation, d'un sujet qui avait un squirrhe du rectum et dont le père était mort d'un rétrécissement du même intestin. Mais, dit M. Tanchou, les tuniques de cet organe n'étaient ni dures ni épaisses. Si c'était là réellement un rétrécissement, ce serait une preuve, très indirecte à la vérité, du rapport qui existe entre le cancer du rectum et les autres rétrécissemens de cet organe. Les constitutions hémorrhoïdaires, comme le disent les praticiens, doivent prédisposer au cancer. Les personnes qui restent longtemps assises sont sujettes au cancer du rectum, comme le prouvent beaucoup d'observations. En effet, cette habitude favorise l'état congestif du côté du bassin et la constipation, qui, ici, est considérée comme cause, tandis qu'elle a été notée comme effet. White, surtout, croit beaucoup à la constipation comme cause, et signale la courbure de l'intestin rectum au moment où il plonge dans le petit bassin, courbure contre laquelle le boudin fécal viendrait heurter. O'Beirn parle de l'état de resserrement naturel de la partie supérieure du rectum et de l'influence congestive des drastiques sur les intestins. On le voit, la plupart de ces causes se rapportent aussi bien au cancer qu'aux autres rétrécissemens du rectum. Cette confusion apparaîtra dans tout ce paragraphe. Il n'y a qu'une cause véritable du cancer, et celle-là je ne puis la dire. Il faut donc que je me résigne à exposer les circonstances qui favorisent son développement, afin d'être de quelque utilité à la prophylaxie.

Les dégénérescences du rectum sont plus fréquentes chez la femme que chez l'homme. Chez la femme le rectum a des rapports d'intimité avec les organes génitaux qu'on n'observe pas chez l'homme, et plus souvent que chez l'homme il y a une usurpation de fonction de la part de l'intestin, qui lui est préjudiciable. Dans la grossesse, l'accouchement, à l'époque critique, le rectum est, chez la femme, soumis à des pressions, à des excitations, à des congestions qui peuvent singulièrement aider le développement d'une dégénérescence, pour peu que le germe soit quelque part dans l'économie. Si on réfléchit à la fréquence des dégénérescences de la matrice, on verra, facilement, que le cancer consécutif du rectum, chez la femme, doit être beaucoup plus fréquent que chez l'homme, qui, comme je l'ai déjà dit, est très rarement affecté du cancer des parties qui ont dans le bassin des rapports intimes avec le rectum, rapports qui peuvent transmettre la dégénérescence.

Ce sont les liaisons plus intimes du rectum avec les parties génitales de la femme et l'usurpation à laquelle j'ai fait allusion tantôt, qui augmentent le nombre des maladies vénériennes du rectum dans ce sexe, maladies vénériennes qui en dégénérant donneraient lieu à une forme de cancer. J'ai déjà dit n'avoir jamais observé cette dégénérescence, tandis que celle des hémorrhoïdes, je l'ai constatée comme la plupart des observateurs. Bayle, en parlant de la fréquence du cancer selon le sexe, dit qu'elle est égale chez l'homme et chez la femme. Cependant sur huit observations bien authentiques et avec autopsie rapportées dans son ouvrage, on trouve sept hommes et une seule femme affectés du vrai cancer rectal.

En résumé, si on veut parler des dégénérescences en général, la question de fréquence est résolue, ce sont les femmes qui en présentent le plus. Mais si on spécifie davantage, la solution est moins facile, et, pour l'avoir complète, il faut attendre de nouveaux faits, et noter, avec soin, ceux de Bayle qui semblent militer en faveur de la fréquence du vrai cancer chez l'homme. Il faudra surtout des autopsies, car pendant la vie, on confond facilement le cancer avec des rétrécissemens fibreux.

La question de l'âge est moins complexe. C'est après quarante ans, qu'on observe le plus de cancers du rectum. Bayle note cinquante ans, cinquante-quatre, trente-sept. Un cancer gélatiniforme, observé par M. Cruveilhier, est venu à l'âge de trente ans. Il y a des exceptions qui portent bien plus bas l'âge des cancéreux; ainsi Mayo a observé un cas de squirrhe ulcéré chez un individu de douze ans; M. Godin a présenté à la Société anatomique une pièce qui prouve que le tissu cellulaire qui entoure le rectum est devenu squirrheux dans l'étendue de deux pouces et demi chez un sujet de quinze ans. Dans l'observation de de Laberge, plusieurs fois citée, le malade avait dix-huit ans. Mais ce sont là des exceptions attachées à toutes les règles; exceptions qu'il faut connaître, car, en les ignorant, on pourrait être complétement éloigné de l'idée du cancer, parce que le sujet est jeune, et le laisser long-temps soumis à un traitement sans méthode.

Dans les recherches des causes plus directes du cancer du rectum, il faudrait passer en revue toutes les maladies du rectum, de l'anus, et toutes celles du bassin et du périnée. L'anatomie, la physiologie du rectum expliquent la fréquence des maladies de cet organe, et donnent aussi une raison de la gravité qu'elles prennent en dégénérant.

Pour bien terminer ce paragraphe, je transcrirai les considérations par lesquelles M. Bégin a commencé un mémoire remarquable sur les *maladies graves de l'anus et du rectum*. Ces considérations auront non-seulement une utilité étiologique, mais elles pourront encore servir de supplément à ce que j'ai dit sur le siége des cancers.

« Il est un fait, à-la-fois curieux et important en physiologie pathologique, c'est que de toutes les parties du canal alimentaire, celles qui présentent des rétrécissemens sont le siége le plus ordinaire des altérations les plus graves. Sur ces points rétrécis on observe des vaisseaux plus nombreux, une sensibilité plus vive, des follicules plus développés, une texture plus épaisse, une organisation plus compliquée. Là existent des points d'arrêt, nécessités par les élaborations qui doivent s'opérer immédiatement au-dessus ; là s'exercent des frottemens plus rudes, et quelquefois une sorte d'action élective organique, qui accorde ou refuse le passage aux substances étrangères, selon les qualités qu'elles possèdent ou qu'elles ont acquises. S'agit-il d'inflammations aiguës? les endroits que j'indique sont ceux où elles se développent avec une manifeste prédilection, et se présentent avec le plus d'intensité, ou accompagnées de symptômes spéciaux, ordinairement graves. Est-il question de phlegmasies chroniques ou de ces irritations qui, après avoir envahi de grandes surfaces, se limitent et se concentrent sur certaines parties? Soyez assuré que vous les trouverez encore presque toujours dans les régions que je signale, déterminant les altérations de structure, les désorganisations profondes, les créations des produits morbides variés, qui sont si souvent le désespoir du médecin.

« Ces points culminans en pathologie, si l'on peut s'expri-
mer ainsi, sont l'isthme guttural, l'entrée de l'œsophage, le
cardia, le pylore, les environs de la valvule iléo-cœcale,
enfin la partie inférieure du rectum et l'anus. Étudiez les observateurs, ouvrez les cadavres, et vous trouverez que la
très grande majorité des affections morbides, et surtout des
maladies chroniques du canal alimentaire, ont, sur ces
points, leur origine et leur siége principal ou exclusif.

« La terminaison inférieure du gros intestin et l'ouverture
qui lui fait suite, sont pourvues de toutes les conditions qui
doivent rendre leurs lésions à-la-fois très fréquentes et très
graves. Un double anneau musculeux, entourant l'anus, ne
s'entr'ouvrant que par le développement de puissances supérieures ; des follicules muqueux considérables, destinés à fa-
voriser le glissement des matières à expulser, une sensibilité vive, souvent mise à l'épreuve ; des vaisseaux artériels
multipliés, et des veines formant un plexus parfois énorme ;
un réservoir, où s'accumulent des substances irritantes par
leur volume, leur consistance ou leur composition ; dans les
deux sexes, le voisinage de la portion la plus active des organes génito-urinaires, dont les excitations, les congestions
ou les altérations pathologiques s'étendent facilement aux
organes contigus ; enfin, les efforts de la toux, de la voix,
des grands mouvemens musculaires qui retentissent sur la
région anale, le pressent et y retiennent le sang veineux :
telles sont, non pas toutes (leur énumération m'entraînerait
trop loin), mais les principales circonstances de structure,
de connexions et de fonctions, qui rendent le rectum et l'anus
si importans en pathologie.

« Ces considérations ne pouvaient manquer de frapper les
esprits et d'exciter l'attention des observateurs. Aussi, plu-

sieurs des maladies de la portion terminale du tube digestif, considérées autrefois comme assez rares, parce qu'elles n'étaient qu'imparfaitement connues, ont-elles été plus attentivement étudiées pendant les vingt dernières années, et sont-elles devenues, depuis quelque temps, l'objet d'un intérêt général. » (1)

ARTICLE V. — *Diagnostic.*

L'obscurité de ce point de la pathologie du cancer explique l'obscurité et le malentendu qui règnent sur la thérapeutique. C'est surtout la confusion du cancer avec certaines inflammations, indurations vénériennes avec ou sans ulcération, indurations appelées lymphatiques par Bayle, qui ont causé les plus grandes erreurs. Ainsi les uns, considérant comme cancéreuses toutes ces maladies, portaient un pronostic dont la conséquence était la négation de toute thérapeutique rationnelle et souvent l'abandon complet des malades. D'autres, surtout Desault et son école, ayant guéri par la compression un certain nombre de ces maladies, proclament la guérison possible du cancer par la compression. De nos jours, à la faveur de la même confusion, de la même obscurité, on parle de succès par d'autres opérations bien plus graves que la compression. Mais les chirurgiens éclairés et de bonne foi se sont demandé comment le cancer, si rebelle, si intraitable ailleurs, se faisait si bénin au rectum. Alors de plus sérieuses réflexions et des investigations plus sévères ont commencé à prouver qu'il y avait des différences entre les diverses indurations confondues sous le nom de cancers, de squirrhes et de squirrhosités du rectum. Ces différences ne sont

(1) *Annales de la chirurgie française et étrangère,* 1841, t. iii, p. 180.

pas encore définitivement établies. Mais le jour qui s'est fait sur cette question a conduit les vrais praticiens à être moins pessimistes que nos devanciers, et moins opérateurs que certains modernes.

Comme, en présence d'une maladie grave du rectum, avant d'entreprendre une opération quelconque sur cette partie, on doit avoir présentes à la mémoire toutes les lésions qui peuvent l'affecter, faisons une revue rapide de ces lésions, ce qui complètera, le plus possible, notre diagnostic d'ailleurs continuellement mis en saillie dans toutes les parties de travail. Avant tout, on examinera s'il n'y a pas de vices de conformation.

A. *Corps étrangers.* — Les corps étrangers introduits plus ou moins violemment par l'anus et qui séjournent dans le rectum ne peuvent tromper long-temps : la circonstance de leur introduction étant rappelée, l'erreur est dissipée. Les corps étrangers qui viennent du côté de l'estomac pourraient, en s'arrêtant plus ou moins long-temps dans le rectum, modifier la défécation par leur présence, par l'irritation prolongée à laquelle ils donnent lieu. Si on joint à cela les coliques qu'ils ont pu produire, en traversant le tube intestinal, on verra que l'erreur que je signale n'est pas impossible et que le toucher est ici de toute nécessité.

B. *Affections nerveuses.*— *Fissures.* — Il y a des névralgies de l'anus avec des douleurs lancinantes qui reviennent par accès franchement intermittens ou avec rémittence. On voit alors l'anus se contracter avec force, puis il semble s'entr'ouvrir, sans la participation de la volonté. Il peut donc y avoir constipation et évacuation involontaire des matières. Mais il arrive aussi des momens où les selles sont aussi abondantes, aussi bien moulées, aussi faciles que dans l'état parfait de santé. Cette circonstance jointe aux états névralgiques sur d'autres points du corps, surtout du côté de l'urèthre, aide le diagnostic, qui est complété par le toucher.

Quand il y a fissure on trouve entre les replis de l'anus un ulcère étroit, allongé, une espèce de crevasse qui coïncide avec les douleurs les plus vives, pendant et surtout après la défécation. Les selles sont teintes de sang, ordinairement en petite quantité.

C. *Inflammations chroniques de diverse nature.* — Les lésions qui donnent souvent lieu à des méprises sont les inflammations chroniques du rectum. Aussi, dans le doute, devra-t-on commencer par des moyens doux et s'abstenir de toute opération. Je vais rapporter une observation qui, selon moi, a une grande valeur ici et quand il s'agira de l'extirpation du rectum. Elle est rédigée par un des hommes qui ont fait faire le plus de progrès à l'anatomie pathologique, et elle a été publiée dans des intentions nullement hostiles, mais dans l'intérêt seul de la vérité. Je désire fixer l'attention du lecteur sur les deux mots de réflexions qui terminent cette histoire.

Inflammation chronique du rectum. Extirpation de la partie inférieure de cet intestin. — Incontinence des matières. — Mort par phthisie pulmonaire.

«Femme Gruson (Victoire), âgée de 34 ans, était à la Salpétrière en septembre 1832, lorsque je pris le service de l'infirmerie: elle est morte phthisique le 4 décembre 1838. Cette femme me dit avoir été opérée d'un cancer au rectum, et, depuis cette époque, être dans l'impossibilité de retenir

ses matières fécales, qui tombaient quelquefois par frag-
mens pendant la marche : aussi cette malheureuse s'était-
elle condamnée à garder habituellement le lit.

« L'examen de l'anus montrait une cavité infundibuliforme
à base très large, toujours béante et incapable de contraction. Aucun suintement purulent n'avait lieu par l'anus. Les
parties voisines étaient d'ailleurs parfaitement exemptes
d'induration. Cette malade étant morte, je dus m'assurer de
l'état de l'intestin rectum, et je vis que les cinq derniers
pouces de cet intestin étaient complétement dépouillés de
membrane muqueuse, que cette membrane se terminait en
haut par un rebord circulaire coupé à pic, libre, décollé,
sans aucune continuité avec la surface sur laquelle la membrane muqueuse avait été détruite ; que cette surface, dé-
pouillée de membrane muqueuse, était recouverte par une
cicatrice fibreuse, parcourue par des colonnes également
fibreuses, qui lui donnaient un aspect inégal ; que les parois
de l'intestin ne présentaient d'ailleurs aucune espèce d'hypertrophie ; de telle sorte que la cicatrisation paraissait
aussi complète que possible. Du reste, point de traces de
sphincter, ni même de parois intestinales dans l'infundibulum qui terminait en bas le rectum.

« *Réflexions.* Je crois être fondé à penser que l'observation
qu'on vient de lire présente un exemple d'une inflammation
chronique du rectum ; que la partie inférieure de cet intestin, indurée et rétrécie, a été considérée comme frappée de
dégénération. Il n'est pas déraisonnable d'admettre qu'un
traitement antiphlogistique, employé en temps utile, *aurait
pu obtenir une guérison exempte de la dégoûtante infirmité qui résulte du défaut de moyens actifs de rétention
des matières fécales* » (Cruveilhier).

On trouvera, dans le grand ouvrage du même auteur, d'autres faits de rectite chronique, simulant le squirrhe. Ces inflammations sont sans ulcération, avec ulcération, et, dans ce dernier cas, « de même que l'ulcère chronique de l'estomac est souvent *cliniquement* et *anatomiquement* confondu avec le cancer de cet organe, de même l'ulcère chronique du rectum donne lieu à des symptômes tellement analogues à ceux du cancer, qu'on les confond au lit du malade et même souvent sur le cadavre » (Cruveilhier, liv. XXV).

Cependant, cette difficulté d'établir un diagnostic complet, qui doit nous rendre très circonspects, quand il s'agit d'opérations graves, ne doit pas nous inspirer les idées fatalistes des anciens.

Dans les indurations formées par l'inflammation chronique, ou, selon Bayle, par la même lésion qui constitue l'éléphantiasis, dans celles qui dépendent du vice herpétique ou qui se lient à des hémorrhoïdes, enfin dans tout rétrécissement où l'inflammation joue un rôle, existent des momens de calme et d'exacerbation plus marqués que dans les rétrécissemens cancéreux proprement dits. On le conçoit facilement, car le tissu enflammé est plus directement sous l'influence de la circulation et de l'innervation que le tissu squirrheux. Un tissu enflammé n'a pas perdu entièrement sa manière de vivre, de sentir, puisqu'il peut revenir à son état normal ; le tissu cancéreux, au contraire, est un corps pour ainsi dire étranger, il ne peut guère momentanément être lui-même congestionné.

Par le toucher, on trouve une résistance dans le tissu squirrheux, que le tissu enflammé, même chroniquement, ne présente pas. Le toucher, sur celui-ci, est moins douloureux, si, toutefois, on touche dans les intervalles d'exaspération, quand il n'y a pas d'hémorrhoïdes enflammées ou une éruption herpétique dans un état d'exaspération (Bayle).

Les indurations vénériennes sont plus indolentes encore;
et cependant elles simulent quelquefois le squirrhe de la
manière la plus complète. Si on veut se faire une idée exacte
de ces indurations vénériennes qui rétrécissent le rectum,
on n'a qu'à observer sur le prépuce les ulcères à base si
fortement indurée et dont la résolution est quelquefois si
difficile, si longue à s'effectuer. Voyez un prépuce un peu
long, un peu étroit, envahi par cette affection vénérienne,
il forme un canal dur, calleux que vous prendriez très facilement pour un squirrhe, si vous n'étiez prévenu de la
fréquence des affections vénériennes sur ce point. Vous
seriez tenté de croire à l'incurabilité ou à la nécessité d'une
extirpation, si vous n'aviez vu cent fois une pareille induration, un pareil rétrécissement céder tôt ou tard aux moyens
dirigés contre le virus vénérien. Avec cet état d'induration,
avec ce rétrécissement du prépuce, on trouve quelquefois
une induration, un rétrécissement de même nature du rectum, alors l'analogie se rapproche de la similitude. J'ai
traité, à Lourcine, une femme portant une de ces indurations qui avait considérablement rétréci le rectum et surtout
l'anus. Là étaient des bosselures, des tumeurs d'une dureté
extraordinaire qui, entourant l'anus, semblaient prolonger le
rectum en dehors. Après avoir administré un traitement mercuriel méthodique, j'extirpai les tumeurs qui bordaient l'anus, ce qui me permit l'introduction de mèches dont j'augmentai progressivement les diamètres, et j'obtins ainsi, par
la combinaison du traitement général, de l'extirpation et de
la compression, une cure complète. Serait-il bien difficile de
faire passer ce cas pour une guérison de squirrhe du rectum?

Un chirurgien devra, dans tous les cas d'affections graves du rectum, aller à la recherche des antécédens. S'il sait interroger le malade, presque toujours, dans les cas qui ressemblent à ceux que je viens de citer, il apprendra que d'autres symptômes vénériens ont existé ; le plus souvent aussi, il découvrira que nul traitement antérieur n'a été fait ou qu'il n'a pas été dirigé convenablement. Aux indurations dont il vient d'être question, on devra joindre celles qui accompagnent les fistules anciennes de l'anus, celles surtout dont l'orifice interne remonte plus ou moins haut dans l'intestin. On trouvera, dans l'ouvrage déjà souvent cité de M. Cruveilhier, un exemple remarquable de cette espèce de lésion ; mais les antécédens d'une fistule lèvent les doutes.

D. *Abcès.* — Les abcès du tissu cellulaire qui environne le rectum peuvent être pris pour des cancers si on n'a pas égard aux commémoratifs et aux symptômes inflammatoires dont ils sont précédés.

Dans la seizième observation de Duchadoz (deuxième de M. Costallat), on voit un abcès des environs du rectum produire l'amincissement du cylindre fécal, dont le volume égalait à peine celui du petit doigt, et s'accompagner de divers symptômes qui pouvaient faire croire à une maladie du rectum. La vingt-et-unième observation de Duchadoz (troisième de M. Costallat) offre l'exemple d'un abcès situé dans le flanc droit, abcès qui s'était ouvert dans le rectum, qu'il continuait à comprimer, au point que les selles, de plus en plus difficiles, devinrent, sur la fin de la vie du sujet, totalement impossibles.

Dans les commencemens, la tumeur, qui doit former l'abcès dans le rectum, peut simuler le cancer à cause de sa dureté ; quand vient la fluctuation, elle peut simuler le ramollissement du même cancer. Mais ces deux périodes, dans les cas de dégénérescence, n'ont pas la rapidité de celle de l'abcès.

E. *Hémorrhoïdes.* — Les hémorrhoïdes sont, en général, d'un toucher doux ; elles sont élastiques ou dépressibles. Elles sont sujettes à des changemens dans leur volume, leur forme, leur couleur, leur consistance, que ne présente jamais le cancer. Dans le plus grand nombre des cas, elles forment une couronne au-dessus ou au-dessous de l'anus. Mais ces mêmes hémorrhoïdes peuvent subir plusieurs inflammations, elles peuvent s'indurer, être ulcérées et simuler singulièrement les végétations, les fongosités cancéreuses. Alors, elles sont le siége de douleurs, d'écoulemens qui épuisent : elles présentent donc les mêmes indications que le cancer inférieur du rectum. Bien plus, ces mêmes hémorrhoïdes peuvent subir la dégénérescence la plus maligne ; l'indication étant identique, l'erreur de diagnostic n'a pas la même importance. Avec ou sans les hémorrhoïdes, avec le cancer lui-même peuvent exister des relâchemens de la muqueuse rectale ou des prolapsus de cet intestin qu'on ne pourra confondre avec le cancer, car la tumeur du prolapsus a une souplesse, une élasticité, elle se prête à une espèce de réduction plus ou moins complète qu'on n'observe pas dans le cancer.

F. *Dégénérescence fibreuse.* — Cette dégénérescence est très difficile à distinguer, elle est, dans le plus grand nombre des cas confondue avec le cancer. Aussi dans les articles, dans les mémoires, dans les livres sur les rétrécissemens du rectum, il est impossible de ne pas parler du cancer ; comme, en traitant du cancer, il est de toute impossibilité de ne pas faire une partie de l'histoïre du rétrécissement fibreux. En effet, souvent mêmes symptômes, mêmes phénomènes du côté de l'anus; mêmes symptômes, mêmes accidens du côté de l'abdomen. Le squirrhe surtout, le squirrhe concentrique a la plus grande analogie avec la dégénérescence fibreuse, et, à son début, il y a, dans le plus grand nombre des cas, impossibilité d'établir un diagnostic complétement exact. Bien plus, à l'autopsie même, les erreurs ne sont pas impossibles. Ainsi, j'ai tantôt rapporté les paroles de M. Cruveilhier, qui a une grande habitude de lire sur le cadavre. Eh bien ! cet anatomiste avoue son insuffisance dans quelques cas. Il est vrai que, sur le vivant quand le rétrécissement est, comme on le dit, *diaphragmatique*, *valvulaire*, quand il n'a pas une grande épaisseur, quand déjà, surtout, on a constaté une inflammation du rectum, ou des ulcérations qui n'ont pas été précédées du squirrhe; quand ces circonstances ont existé, on est plus porté à admettre le rétrécissement fibreux. Mais ce rétrécissement n'est pas toujours sous forme valvulaire, il n'est pas toujours formé comme par une ligature qui aurait froncé l'intestin sur un point limité. Ainsi qu'à l'urèthre, il peut avoir une grande étendue dans le sens de l'axe du rectum. On est donc obligé d'interroger les phénomènes produits par la nature de la dégénérescence. Mais d'abord le cancer, dans sa première période, est souvent sans aucune espèce de symptômes qui se rapportent à la *cachexie*, à laquelle il peut plus tard se lier. Ensuite, il est bien remarquable que certains rétrécissemens fibreux anciens ont une influence sur la digestion qui se répète dans les autres fonctions et dont l'ensemble constitue un état général qui n'est pas facilement distingué de ce qu'on appelle cachexie cancéreuse. On se représente fa

cilement la pâleur, l'amaigrissement, le facies d'un malheureux dont la digestion est depuis long-temps inachevée.

Ainsi, le diagnostic différentiel du cancer et de la dégénérescence fibreuse me paraît impossible dans le plus grand
nombre des cas.

G. *Polypes du rectum.* — Ces productions morbides
sont rares au rectum. Cependant, on les observe plus souvent dans cet intestin que sur tout autre point du tube digestif. Ils pourraient être confondus avec les végétations
fongiformes encéphaloïdes. Mais ordinairement le polype
est plus lisse; il est plus franchement pédiculé. On ne con-
fondra pas avec le cancer les polypes qui sont presque cy-
lindriques, et qui ont la transparence de la corne fondue,
polypes que j'ai observés deux fois chez des femmes pourvues d'un grand embonpoint et très lymphatiques. Les polypes à larges bases, ceux-là qui sont de nature maligne,
peuvent très bien être confondus avec le cancer, d'autant
mieux qu'il y a une étroite parenté entre eux .M.Gerdy, dans
sa thèse de concours, a signalé l'épaississement de la muqueuse, sur laquelle s'insérait le polype. On voit là une
extension de la maladie, et un trait de plus de ressemblance
entre le polype et certains cancers tubéreux. Ce professeur a cité un cas où un polype avait été creusé, et dans
sa cavité existait des matières fécales. On aurait très bien
pu prendre ce polype pour une tumeur cancéreuse analogue à celle qui est citée par M. Amussat, tumeur qui faisait saillie dans l'intestin, et qui présentait un trou dans lequel on enfonçait le doigt.

H. *Maladies de l'abdomen qui peuvent donner lieu à
des accidens du cancer rectal.* — Ces maladies s'expriment
par les symptômes qu'on a confondus sous le nom d'*iléus*.

Étranglement herniaire. On doit examiner tous les points de l'abdomen où se montrent ordinairement les hernies, et cela avec soin, car elles sont quelquefois très petites, et chez les sujets chargés d'embonpoint, surtout chez les femmes, on peut très bien méconnaître une tumeur herniaire. Si elle est irréductible, on soupçonne un étranglement.

Le *volvulus* est reconnu par l'exclusion des caractères qui ont été précédemment indiqués et par une tumeur plus ou moins exactement circonscrite sur un point de l'abdomen où on ne trouve pas de hernie ordinairement, tumeur plus profonde que celle de la hernie, puisqu'elle est au-dessous des parois abdominales. Il n'y a pas de vomissemens stercoraux, et on a observé une affection antécédente du tube digestif. Tout cela on ne le rencontre pas constamment, et ce n'est pas, du reste, bien caractéristique.

Les *invaginations* qui portent sur l'intestin grêle sont loin d'entraîner toujours la production d'accidens pathologiques, de telle sorte qu'il serait difficile de leur assigner des symptômes. Si le cœcum et le colon ascendant ont subi un déplacement tel qu'ils soient venus se loger dans la courbure sigmoïde du gros intestin, l'absence du cœcum et du colon vers le côté droit du ventre est constatée par la percussion; elle donne lieu à une certaine dépression de ce côté, tandis qu'à gauche on remarque un renflement longitudinal, une tumeur plus ou moins volumineuse produite par la masse de l'invagination. La palpation exactement pratiquée doit faire percevoir des différences notables dans les deux flancs, et une main exercée peut reconnaître le déplacement du cœcum dès qu'il est un peu considérable. Mais il faut être prévenu de la possibilité d'une intussusception intestinale, pour être conduit à faire les recherches convenables. Des matières fécales, retenues dans l'S iliaque, ou bien un engorgement de la rate, pourraient en imposer pour la tuméfaction formée par l'invagination, si les symptômes, tant commémoratifs qu'actuels, n'étaient différens dans les deux cas. Il arrive quelquefois que l'invagination de l'intestin grêle s'arrête dans le cœcum qui n'est point déplacé : alors les symptômes précédens ne peuvent exister, et tout au plus pourrait-on remarquer une sorte de tuméfaction avec dureté au voisinage du cœcum ; mais que pourrait-on conclure de bien certain ?

ARTICLE VI. — Pronostic.

Bayle a dit que le cancer du rectum était absolument incurable. Tout ce que j'ai dit et tout ce que j'ai à dire encore, prouve que je me range à cette opinion.

CHAPITRE II.

MÉDECINE OPÉRATOIRE DU CANCER DU RECTUM.

Je n'ai pas à m'occuper de savoir s'il existe des moyens propres à combattre le vice cancéreux. Je laisserai également de côté les questions purement hygiéniques, et quant au régime, j'ai une seule chose à en dire, c'est qu'il doit être spécialement fondé sur le principal accident du cancer rectal, la rétention des matières.

Les divers moyens dont j'ai à parler peuvent être distingués en deux classes : les uns sont dirigés sur le cancer lui-même, les autres ont surtout pour objet le traitement de la rétention des matières quand les premiers n'ont pu y parvenir.

Moyens dirigés contre le cancer.

Les moyens de cette catégorie sont : la dilatation, l'incision, la cautérisation, l'écrasement, l'arrachement, la ligature, l'excision et l'extirpation.

§ 1. *Dilatation.*

M. Costallat nous renvoie à un rapport de Thouret et de
Vicq d'Azyr, sur un instrument d'Ancelin, composé de plusieurs lames métalliques susceptibles de s'écarter, et destiné
à combattre les rétrécissemens du rectum. « On doit, dit
M. Jobert, au sujet de cet instrument, rejeter tous ces dila-
tateurs à trois branches.... L'observation, l'expérience se
sont prononcées contre ces mécaniques de tout genre qui
sont mortes presque aussitôt qu'elles sont nées. » (*Maladies
chirurg. du canal intestinal,* t. i, p. 267.)

M. Costallat mentionne aussi un anneau métallique, creusé
en gorge extérieurement, lequel devrait être laissé à demeure
comme un pessaire.

Desault dilatait avec des mèches ou tentes, et c'est le
procédé qui a été le plus employé depuis ce chirurgien.
Les mèches sont proportionnées au diamètre du rétrécissement. On les grossit insensiblement. Lorsqu'elles ont acquis
un certain diamètre, comme elles feraient souffrir par la dilatation forcée du sphincter, on leur donne la forme d'un cône
renversé. Il faut avoir bien soin de traverser leur partie supérieure à l'aide d'un double fil très solide, dont on laisse pen-
dre les bouts hors de l'anus. Cette précaution est indispensable. On a vu des mèches disparaître dans le rectum et
exiger pour leur extraction des recherches et des manœuvres douloureuses. Dans un cas surtout, la mèche était re-

broussée, et on ne put l'avoir qu'avec beaucoup de peine.
Elle produisit, quand on la tira, le bruit qui se fait entendre
quand on débouche une bouteille.

Les mèches ont l'avantage de pouvoir être convenablement
enduites de corps gras médicamenteux, ce qui, comme le dit
M. Bérard, est surtout à considérer lorsque la cause du rétrécissement est spécifique.

La compression de dehors en dedans a été ajoutée à la
dilatation. Desault en a agi ainsi dans plusieurs cas où des
végétations considérables existaient à la marge de l'anus.
En même temps qu'une mèche était introduite dans le rectum, un appareil formé de compresses épaisses était maintenu à l'aide d'un bandage approprié sur l'ouverture anale.
Ces cas de Desault étaient des exemples de *squirrhosités*
syphilitiques, dans lesquelles on ne peut pas dire exactement s'il existait quelque chose de réellement cancéreux.

J'emprunterai à M. Velpeau la description abrégée de
l'appareil dilatant de M. Bermond : « Cet appareil se com-
pose de deux canules longues d'environ six pouces, l'une
interne, lisse, terminée en cul-de-sac supérieurement; l'autre externe, ouverte aux deux extrémités, et creusée en dehors, d'espace en espace, de rainures circulaires pour y fixer
une chemise. On les porte engaînées dans l'organe. Avec de
longues pinces on glisse de la charpie entre elles et leur enveloppe de linge, de manière à refouler celle-ci en bourrelet
annulaire jusqu'au niveau de leur sommet, de manière aussi
à comprimer plus fort dans telle direction, moins dans telle
autre, suivant qu'on le trouve convenable. On fixe le tout à
l'extérieur. Quand le malade a besoin de rendre ses garde-
robes, on retire la canule interne, sans déranger l'autre qui
peut avoir jusqu'à six lignes de diamètre. Le cul-de-lampe

formé par la chemise supérieurement y ramène presque nécessairement les matières, qu'on rend plus fluides, et qu'on
délaye, s'il le faut, à l'aide d'injections ou de lavemens. On
remet ensuite la canule centrale qui s'engrène par un épe-
ron latéral dans une échancrure que porte la canule engaî-
nante près de son extrémité libre. » Que ce mode de dilatation soit ingénieux, je l'admettrais, mais ce n'est pas ce qu'il
s'agit de savoir. Il y a beaucoup d'instrumens ingénieux qui
n'ont aucune valeur d'application. L'appareil de M. Bermond n'en est pas là, et il pourrait servir comme moyen de
tamponnement. En tant que dilatateur, quels seraient ses
avantages par rapport aux mèches ? Il n'en aurait qu'un, celui de permettre la permanence de la compression : avantage
illusoire, car les malades ne peuvent guère supporter la
compression au-delà de quelques heures, surtout dans les
commencemens, et on est obligé de retirer la mèche, autant
parce qu'elle cause de la douleur que pour permettre l'évacuation alvine. Si cet avantage est illusoire, restent, contre
l'appareil de M. Bermond, comparativement aux mèches, sa
complication, et sa résistance qui sera on ne peut plus désa-
vantageuse quand le rétrécissement aura changé la direction
du rectum. Voyez ce que j'ai dit sur ce point à l'article *Anatomie pathologique.*

L'appareil de M. Costallat est plus compliqué encore. Il
serait trop long de le décrire en détail, il faudrait d'ailleurs
une planche pour le faire bien comprendre. « C'est également
ment une chemise, dit M. Velpeau, mais en forme de cou-
dom, qu'un long stylet boutonné précède et qu'une sonde en
gomme élastique conduit, puis qu'on transforme en mèche au
moyen de fils de coton qu'un stylet fourchu glisse à son intérieur. » L'avantage de cet appareil consisterait en ce qu'il

pourrait atteindre le mal très haut puisqu'il serait *suscep-tible d'être porté à plus d'un pied de profondeur.* Mais cet avantage serait en même temps un inconvénient. Dans une observation de M. Costallat, on voit ce chirurgien, averti par un premier malheur, éprouver les plus vives inquié-tudes jusqu'au lendemain, toutes les fois qu'il avait introduit son appareil. Je ne veux pas contester les avantages que son auteur en a retirés. M. Costallat a réussi, dans plusieurs cas, à dilater le rectum et à prévenir les effets funestes de la rétention des matières fécales. Une fois même, d'autres chirurgiens avaient inefficacement tenté de sou-lager une malade que M. Costallat traita avec avantage par sa méthode. M. Velpeau exprime le désir que l'appareil dont je viens de parler soit simplifié et mis de cette manière à la portée de tout le monde.

Je passe sous silence les petits sacs de toile introduits vides dans le rectum, et remplis ensuite de charpie, ainsi que sur les vessies distendues par un fluide quelconque, etc., et je me demande quelle peut être l'efficacité de la dilatation dans les cas particuliers qui font le sujet de cette thèse. « Toutes les indurations, suites de phlegmasies chroniques, qui n'oc-cupent que la membrane muqueuse ou le tissu cellulaire sous-jacent, dit M. Velpeau, *certaines dégénérescences lardacées même* en permettent l'essai. La dilatation agit ici comme la compression dans les engorgemens externes et par le même mécanisme. » J'admettrai que la dilatation peut être efficace contre les indurations simples du rectum, et faire rentrer dans la circulation, comme le dit M. Vel-peau, les substances qui les constituent; mais je ne l'admet-trais pas aussi facilement s'il s'agissait de *dégénérescences lardacées,* alors même que ce seraient *certaines* dégénéres-

cences. Il y aurait pour moi trop lieu de craindre que ces
dégénérescences ne fussent squirrheuses. Or, le squirrhe on
ne le fond pas; en le comprimant, on peut bien modifier les
parties qui l'environnent, qui le recouvrent ; mais jamais le
squirrhe ni un autre cancer ne peut être réellement et avan-
tageusement modifié par la compression.

M. Bérard se montre grand partisan de la dilatation, à laquelle il a dû quelques résultats favorables, et, en effet, si on
veut considérer la dilatation comme moyen palliatif, il n'y a
guère d'inconvéniens à lui reprocher, surtout si on l'applique quand la dégénérescence cancéreuse n'existe pas encore.
La difficulté de l'introduction et la douleur que la dilatation
détermine sont des inconvéniens sans doute, mais on ne peut
pas espérer de se frayer un passage au sein de parties dégé-
nérées et coarctées sans éprouver d'obstacle et sans occa-
sionner de douleur. Un inconvénient de la plus haute gravité
serait le danger de perforer l'intestin et de déterminer une
péritonite rapidement mortelle, comme cela arriva dans un
cas de M. Costallat. Mais, sans prétendre qu'une telle ca-
tastrophe soit impossible, il y a à penser qu'en agissant chi-
rurgicalement, on l'évitera.

Dans le cas de Broussais, les mèches produisirent un
soulagement, au point que le malade se flattait de guérir par
ce moyen ; mais on ne tarda pas à reconnaître leur insuffisance.

Ainsi, à la rigueur, la dilatation peut être employée lorsque
le rectum est occupé par des productions cancéreuses, mais
je restreins ses effets au maintien nécessaire d'un plus libre
passage aux matières et aux gaz retenus. La dilatation ren-
trerait donc dans la classe des palliatifs.

§ 2. *Incision.*

« L'incision des coarctations du rectum a été mise en pratique soit comme moyen accessoire, soit comme remède principal. Witeman y eut recours trois fois sur le même malade. Ford eut le bonheur de voir le sien guérir sans récidive. Il en est de même de M. Copeland, qui eut à exciser, en outre, diverses tumeurs de l'intestin.» (Velpeau). Les exemples de Ford et de M. Copeland n'étaient probablement pas des cas d'affection cancéreuse. On dit que, s'il existait un squirrhe du rectum fermant en grande partie la lumière de l'intestin, l'incision peut devenir nécessaire, afin de rendre la dilatation possible. M. Costallat se prononce contre l'incision; il l'accuse de rendre l'introduction et la présence de la mèche plus douloureuses; il pense que les bords ne tardent pas à se réunir; en quoi il est contredit par M. Bérard, qui voudrait, de plus, que l'on pût exciser les bords de l'incision. Je dois faire remarquer que M. Bérard limite l'emploi de l'incision aux cas de brides peu épaisses, excluant par là implicitement ce moyen de la thérapeutique des cancers. C'est notre opinion. Il va sans dire qu'il ne faudrait, dans aucun cas, introduire l'instrument tranchant à une hauteur à laquelle le doigt ne pourrait le précéder, et que l'on devrait, conformément au précepte établi, éviter de le faire agir en avant, de peur d'intéresser la vessie, les vésicules séminales et la prostate chez l'homme, le vagin chez la femme. Le débridement multiple aurait ici une application avantageuse.

§ 3. *Cautérisation.*

Elle a été, au rapport de M. Costallat, employée par

Everard Home dans un cas qui doit inspirer des doutes, car il aurait suffi d'une application de nitrate d'argent pour faire disparaître un rétrécissement. « Tout récemment, dit M. Costallat, dont la brochure fut publiée en 1834, M. Sanson vient d'employer la cautérisation dans trois cas qui prouvent que, associée à la dilatation, elle peut être très utile. » M. Costallat l'a essayée infructueusement dans un cas. M. Amussat cautérisa Broussais à plusieurs reprises. Un fait *assez concluant* de M. Duplat est encore cité par M. Velpeau. Le porte-caustique de Sanson consistait en un cylindre de six lignes de diamètre, percé latéralement d'une grande ouverture à-peu-près elliptique, dans laquelle, au moyen d'un mécanisme fort simple, un gros crayon de nitrate d'argent venait présenter plus ou moins de surface en hauteur ou en largeur, suivant le besoin. M. Amussat, qui s'était d'abord servi sur Broussais d'un porte-caustique droit comme pour l'urèthre, fut obligé d'en faire confectionner un plus approprié à la circonstance. Il avait déjà, dans des cas analogues, employé un porte-caustique en buis, gros comme le doigt. Celui dont il fit usage en dernier lieu était un porte-caustique d'argent de la grosseur du doigt annulaire, dont la cuvette, longue de deux pouces et large de six lignes, divisée en quatre compartimens, deux supérieurs et deux inférieurs, pour mieux fixer le nitrate d'argent, équivalait à douze cuvettes des porte-caustiques employés pour l'urèthre. M. Amussat jugea à propos de reconnaître la limite supérieure du mal avec la lentille de son mandrin, afin de ne pas cautériser au-dessus des parties altérées. Illusion. La première fois qu'il cautérisa à l'aide de ce porte-caustique, il ne laissa agir que les deux compartimens supérieurs. La douleur n'en fut pas moins très vive. Elle le fut davantage naturellement lorsque toute la cuvette porta. Broussais se mettait dans un bain de siége après chaque cautérisation. Si la vessie est irritée, il faut éviter de porter le caustique sur la paroi antérieure du rectum. Sur un autre malade, M. Amussat eut l'idée de cautériser avec un fort crayon de potasse caustique, qui fut introduit à l'aide d'un petit spéculum à trois valves. Le caustique était enfermé dans un tuyau de plume. Un porte-crayon approprié serait préférable.

Quels effets peut-on attendre de la cautérisation dans les cancers du rectum ? Comme moyen définitif, il y a peu d'espoir à y fonder. La cautérisation détruit, mais elle détruit aveuglément. Au surplus, le particulier peut se juger ici par le général, et il faudra simplement se demander quelle est la valeur de la cautérisation dans le traitement des autres cancers. Dans l'espèce, une considération spéciale donne à la cautérisation une valeur qu'elle ne peut avoir dans les cancers des autres parties. Il y a un conduit dont la liberté importe essentiellement à la conservation de la vie ; tous les moyens propres à débarrasser ce conduit obstrué auront une importance au moins temporaire, et l'on conçoit que le procédé rapidement destructeur que nous examinons est un de ces moyens. Il ne faut pourtant pas se faire illusion : un moment viendra toujours où ce moyen n'aura plus d'efficacité. Qu'arriva-t-il chez Broussais ? Le 31 octobre on pratiqua la quatrième cautérisation avec le gros porte-caustique. Les cautérisations précédentes avaient réussi à désobstruer, en partie, le canal, puisque, comme Broussais le consignait dans son journal, on croyait avoir, après la deuxième grande cautérisation, une diminution de moitié dans le volume des tumeurs. Cette fois, dix jours après la cautérisation (le 10 novembre), le petit doigt introduit dans le rectum, était plus serré que lors des précédentes explorations, on avait de la peine à arriver à la limite supérieure du mal, et Broussais mourut dans la nuit du 16.

S'il existait une plaque cancéreuse circonscrite, on ne devrait point songer à la détruire par le caustique ; l'extirpation vaudrait mieux. Mais cette opération même ne devrait être entreprise que si la plaque était peu élevée et qu'après avoir bien reconnu les limites du mal, ce qui est d'une extrême difficulté.

§ 4. *Écrasement.*

Ce moyen a été employé chez le sujet de la seconde observation du premier mémoire de M. Amussat. Il importe de faire connaître les conditions locales que ce malade présentait. L'affection consistait dans une végétation squirrheuse de la surface interne de l'intestin, à la partie supérieure duquel elle se trouvait. Le doigt indicateur pénétrait assez facilement dans la partie rétrécie, mais ne pouvait atteindre la limite supérieure du mal ; en bas, on sentait un bourrelet proéminent comme un col de matrice cancéreux et largement ouvert. Après avoir dilaté le rétrécissement, on convint de le cautériser. Mais, à un nouvel examen, M. Amussat conçut l'idée d'écraser le bourrelet inférieur, et son opinion fut partagée par divers consultans, au nombre desquels figuraient MM. Breschet et Récamier. Voici comment il fut procédé : Le malade étant placé comme pour l'opération de la taille, M. Amussat introduisit sur l'indicateur une grosse et longue pince à mors dentelés, de la largeur du pouce, à l'aide de laquelle le bourrelet fut écrasé peu-à-peu et circulairement. Plusieurs portions dures offrirent beaucoup de résistance. L'opération fut peu douloureuse, et il n'y eut qu'un très léger écoulement de sang. On injecta à plusieurs reprises de l'eau froide dans le rectum. Le lendemain, il y eut un peu de chaleur et de fièvre, et la base du bourrelet était gonflée. La séparation des parties écrasées se fit promptement. « Les suites de cette opération furent nulles ou presque nulles, dit M. Amussat, et le résultat fort important, puisqu'on fit tomber par cette simple manœuvre ce qu'on n'aurait pu obtenir que par un bon nombre de cautérisations. » S'il existait une tumeur cancéreuse susceptible d'être écrasée en entier, il vaudrait mieux l'extirper que de l'écraser, à la condition qu'elle fût dans les limites des tumeurs qu'il est permis d'extirper. On ne voit donc pas que l'écrasement puisse être employé autrement que comme moyen accessoire, et on se gardera bien de lui donner une grande valeur en médecine opératoire.

§ 5. *Arrachement.*

On comprend que quelques cancers tubéreux circonscrits seraient susceptibles d'être arrachés à l'aide du doigt introduit dans le rectum et recourbé en crochet. Mais peut-être une incision préalable serait quelquefois nécessaire pour mettre la tumeur parfaitement en relief, si elle était encore recouverte par la muqueuse. M. Récamier a pratiqué plusieurs fois cet arrachement. Le procédé ne diffère pas de celui que j'ai entendu mentionner par M. Marjolin, dans ses cours, pour des productions polypiformes de la matrice.

§ 6. *Ligature.*

Il faut distinguer une ligature partielle et une ligature en masse.

A. La *ligature partielle* peut être employée, comme la cautérisation, comme l'écrasement, pour débarrasser l'intestin des fongosités que l'on voit se développer et se reproduire avec tant d'insistance sur les fonds cancéreux. Dans le cas de Broussais, une petite tumeur indurée, de la grosseur d'une forte noisette, sortait par la partie antérieure de l'anus dans les efforts de défécation, et comprimée par le sphincter, incommodait beaucoup le malade, qui était chaque fois forcé de la faire rentrer. La gêne qu'elle lui causait devint telle que, malgré sa répugnance pour la moindre opération, il se décida à la laisser lier. En pratiquant cette ligature, on aperçut au-dessus de la tumeur une autre éminence, rouge, pyriforme et pédiculée qui, plus tard, dut être liée à son tour, puis écrasée, la ligature ayant cédé à des tractions. On voit, dans l'observation de Broussais, que le moyen dont il s'agit est très douloureux.

B. *Ligature en masse.*--J'appelle ainsi celle dans laquelle on ne se borne plus à entourer d'un fil une simple végétation surgissant d'un fond cancéreux, mais dans laquelle on cherche à emporter la maladie entière.

« Quand la tumeur n'est pas située au-dessus de la portée du doigt, dit M. Pinault, on conseille d'en pratiquer la ligature ou l'incision; on injecte dans le rectum une grande quantité de liquide; on engage le malade à l'expulser avec rapidité; il arrive souvent que la tumeur est entraînée au-dehors par les efforts d'expulsion résultant de la contraction du diaphragme et des muscles de la paroi abdominale. On place alors le malade comme pour l'opération de la fistule à l'anus, et on applique une forte ligature sur la tumeur à l'endroit où elle s'unit à la muqueuse; on fait ensuite, un peu au-dessus, la section du pédicule, dont le reste tombe avec la ligature. » L'auteur de ce passage se prononce contre ce procédé, parce que, dit-il avec raison, le cancer n'est jamais enlevé en totalité. Il cite un cas de récidive qu'il venait d'observer sur une femme opérée en province, et d'autres faits semblables lui ont été communiqués.

Il est à penser que les efforts d'expulsion effectués par le malade ne suffiraient pas, ordinairement, pour faire sortir la tumeur cancéreuse. Il faudrait alors la saisir avec une pince de Museux, si elle était résistante, ou l'emmener au dehors à l'aide du doigt recourbé en crochet.

Lorsque la tumeur est trop élevée pour que le doigt puisse en atteindre la racine, Desault proposait d'en faire la ligature à l'aide de ses instrumens pour la ligature des polypes internes : procédé que n'approuve pas Boyer qui craindrait qu'on n'étreignît, au lieu d'une tumeur cancéreuse, une portion invaginée de l'intestin. Desault n'en cite pas moins un cas dans lequel la tumeur était située à six pouces, et dans lequel il aurait réussi, au prix des plus grandes difficultés, et assurément les difficultés sont ce qu'il y a de plus croyable dans un pareil exemple.

M. Récamier, à l'occasion d'un cancer du vagin, chez une femme qui se refusait absolument à l'emploi de l'instrument tranchant, imagina un procédé de ligature qui n'a pas encore été publié, et que je vais décrire d'après les explications qu'a bien voulu me donner un des élèves de ce praticien, qui va en faire le sujet de sa thèse.

Je supposerai, pour la commodité de la description, une tumeur cancéreuse occupant, sous forme d'anneau, toute la circonférence du rectum, à une telle distance de l'anus, que

le doigt puisse dépasser la limite supérieure du mal, condition indispensable de l'application du procédé. Il faut que
préalablement le passage ait été élargi, s'il n'était pas susceptible d'être traversé par le doigt. On emploie à cet effet
les moyens ordinaires, ou même l'incision de la partie inférieure de l'intestin.

Le malade étant placé convenablement, on commence par
introduire l'indicateur de la main gauche dans le rectum, et
on lui fait dépasser la limite supérieure de la tumeur. On
glisse ensuite derrière la tumeur une longue aiguille creuse sur
sa face concave, dont les deux bords recourbés tendent à se
rapprocher. La concavité de cette aiguille est ainsi convertie
en une sorte de canal parcouru par un ressort que nous ver-
rons fonctionner tout-à-l'heure, ressort arrondi à sa partie supérieure, qui présente une ouverture dans laquelle on passera
le fil. L'aiguille est donc glissée derrière la tumeur entre celle-
ci et la portion la plus excentrique des parois intestinales sup-
posées saine, lorsque le doigt a senti la pointe de l'aiguille, et
que cette pointe par conséquent a dépassé la tumeur
en haut, on pousse le ressort que nous avons vu occuper la concavité de l'aiguille. Mais préalablement, et
pour guider l'extrémité de ce ressort, on a introduit à la
place du doigt indicateur un gorgeret dans lequel la pointe
de l'aiguille est reçue, comme l'extrémité du bistouri dans
l'opération de la fistule à l'anus. Le ressort glisse le long de
ce gorgeret, et bientôt on le voit sortir par l'anus, présen-
tant son chas. Alors on passe dans celui-ci deux cordonnets
de soie très solides, et tels qu'on ne puisse les rompre en ti-
rant fortement sur leurs deux extrémités à-la-fois. Les cordonnets doivent être de couleurs différentes, et, par exemple, un jaune et l'autre vert. Cela fait, on tire sur le bout op-

posé du ressort, et les deux cordonnets sont ainsi attirés dans le rectum jusqu'à la limite supérieure du mal, où est restée appliquée la pointe de l'aiguille. On a eu soin, bien entendu, de retenir au dehors de l'anus deux des extrémités des cordonnets. Ceux-ci étant ainsi retenus et ne pouvant suivre, on retire l'aiguille, qui entraîne nécessairement et le ressort et les deux autres bouts des cordonnets. On a de cette manière au-dehors les quatre bouts de ces derniers. On recommence l'opération à une petite distance du premier point, et ainsi de suite jusqu'à ce qu'on ait entouré la tumeur d'un nombre suffisant de points. Il ne reste plus alors qu'à nouer les fils, et voici comment on y procède. Chaque cordonnet d'une couleur est noué très fortement par son bout interne avec le même bout du cordonnet de même couleur qui se trouve à son côté : les deux autres bouts des deux cordonnets sont passés dans un serre-nœud. Il en résulte que, dans le point qui correspond à l'intervalle de ces deux cordonnets, la tumeur est saisie par une anse que la pression du serre-nœud fait agir plus ou moins fortement. Comme il y a un nombre de cordonnets et d'anses proportionné au volume de la tumeur, il s'ensuit que celle-ci est étreinte dans toute son étendue. Sauf le serre-nœud, ce procédé de M. Récamier ne diffère pas de celui qui a été employé par Bell, Warren, etc., pour les tumeurs érectiles à large base. Le serre-nœud de M. Récamier présente quelques dispositions particulières, mais ce n'est point là ce qui caractérise le procédé.

M. Récamier, qui emploie cette ligature pour les cancers de la langue et du vagin, aussi bien que pour ceux du rectum, s'en loue beaucoup. Son plus ancien succès date de 1840.

Les parois de l'intestin peuvent être englobées dans le can-

cer : quelle serait dans ce cas la conduite de M. Récamier ?
Se déciderait-il à passer son aiguille en dehors de la paroi
rectale ? On comprend qu'il est impossible de se prononcer
sur la valeur d'une méthode qui n'a pas encore franchi la
pratique de son auteur. Je ferai remarquer que son application régulière exige que le cancer soit borné et qu'il ne soit
pas élevé, enfin qu'il se trouve dans des conditions qui ne
sont pas ordinaires. Ensuite, on sera porté à penser que plusieurs ligatures faites dans le rectum, doivent donner lieu à
une inflammation ou à un gonflement, et quelquefois à des
accidens sympathiques. Mais, puisque un homme habile
expérimente le moyen, attendons les résultats, tout en faisant
nos réserves habituelles.

§ 7. *Excision.*

J'appelle ici excision l'ablation par l'instrument tranchant, bistouri ou ciseaux, des petites tumeurs ou végétations qui pullulent à la surface cancéreuse, réservant le
nom d'extirpation à l'opération dans laquelle il s'agit d'enlever le mal tout entier. Si une hémorrhagie survenait dans
un cas où l'on aurait employé l'excision, la cautérisation
avec le fer rouge lui serait opposée. Broussais, qui, sauf l'extirpation et l'anus artificiel, épuisa la thérapeutique locale des
cancers du rectum (dilatation, cautérisation, écrasement, ligature, excision), dut subir encore l'excision d'une petite
végétation pincée par l'anus. De tous ces moyens, combinés
comme ils pourraient encore l'être dans un cas semblable, il
résulta que l'orifice inférieur du rectum avait été parfaitement
débarrassé. Malheureusement l'affection carcinomateuse, qui
semblait s'aggraver en proportion, atteignait, dans le même

temps, toute la circonférence de l'intestin, et c'est contre elle que la cautérisation devait être impuissante.

On comprend, à la rigueur, que l'excision pourrait servir non plus comme moyen accessoire, mais, à titre de moyen principal, dans un cas où il existerait une de ces tumeurs cancéreuses polypiformes à pédicule étroit qui sont mentionnées par les auteurs, et alors, je crois, elle serait préférable aux moyens déjà indiqués.

§ 8. *Extirpation.*

Il faut distinguer l'extirpation du rectum cancéreux, et l'extirpation des tumeurs cancéreuses du rectum ou de l'anus.

A. *Extirpation du rectum cancéreux.* — Faget, en 1739, pratiqua avec succès l'extirpation d'un pouce et demi de la partie inférieure du rectum, dans un cas où cet intestin avait été dénudé de toutes parts, à la suite de deux vastes abcès qui avaient détruit le tissu cellulaire des deux excavations ischio-rectales. Béclard, au rapport de M. Paris, cité par M. Velpeau, professait, dans ses cours à la Pitié, dès l'année 1822, que l'extirpation des parties altérées était possible dans les indurations squirrheuses de l'extrémité inférieure du rectum. Morgagni, Desault et Boyer, s'étaient prononcés contre l'opération dont il s'agit. Ce fut, comme on le voit dans la thèse de M. Pinault, le 13 février 1826, que M. Lisfranc eut l'idée d'appliquer l'opération mise en pratique par Faget au cancer de l'extrémité inférieure du rectum. La thèse de M. Pinault fut présentée le 10 août 1829. Ce ne fut que plus d'un an après que parut dans la *Gazette médicale,* le mémoire de M. Lisfranc.

M. Lisfranc cherche d'abord à établir anatomiquement la

possibilité de l'opération, et pour cela il commence par fixer la distance à laquelle le cul-de-sac péritonéal se trouve de l'anus. « Les recherches nombreuses que j'ai faites à ce sujet, dit-il, m'ont convaincu que le péritoine s'arrêtait à 6 pouces de la terminaison du rectum chez la femme, et à 4 pouces chez l'homme. » Cette distance est, sans contredit, fort exagérée. « Dans l'état normal, dit M. Blandin, le péritoine descend sur le rectum jusque vers un point qui varie, suivant les sexes, jusqu'à 3 pouces de la marge, de l'anus, terme moyen chez l'homme, jusqu'à un pouce et demi chez la femme. » Ailleurs M. Blandin dit : « Chez le fœtus et chez l'enfant.... les cloisons *recto-vésicale* et *recto-vaginale* n'existent pas. Aussi à cet âge le péritoine peut-il revêtir et revêt-il réellement une beaucoup plus grande étendue de la face antérieure de cet intestin et descend-il beaucoup plus près de l'anus.» (Blandin, *Nouv. élém. d'anatomie, etc.*, t. II, p. 187 et suiv.) Est-ce que cette disposition ne peut pas se maintenir dans l'âge adulte ? On voit quelles énormes différences existent entre l'évaluation de M. Blandin et celle de M. Lisfranc. Elles prouvent combien ce dernier s'en est laissé imposer. Plus on fera de recherches sur le cadavre, plus on se rapprochera de l'opinion de M. Blandin.

La distance du périnée au péritoine sera d'ailleurs pendant long-temps encore un sujet de désaccord pour les anatomistes. La raison en est simple et se trouve dans les différences extrêmement nombreuses qui existent sous ce rapport parmi les sujets. Non-seulement l'intervalle que j'appellerai périnéo-péritonéal varie selon les individus, mais encore chez le même individu il varie selon beaucoup de circonstances faciles à prévoir, et surtout selon la manière dont on procède à la mensuration. Sur un sujet dont le ventre est ouvert et dont je vois le cul-de-sac péritonéal par sa face supérieure, j'introduis une sonde par le rectum, et j'arrive au point de l'intestin qui correspond à la séreuse après un simple trajet de trois centimètres; je fais une coupe verticale du bassin, et en raison du relâchement des parties produit par la division des tissus, je trouve par la mensuration une augmentation d'un centimètre dans l'intervalle indiqué. Si l'on tire sur l'extrémité inférieure de l'intestin, la distance varie encore... Voilà un certain nombre de circonstances qui expliquent, avec d'autres que je ne mentionne pas, et outre, comme je l'ai dit, les différences individuelles, le désaccord qui doit exister parmi les auteurs sur la véritable étendue moyenne de l'espace périnéo-péritonéal. Il en résulte que, dans cette question, comme s'il s'agissait de préciser le point du rectum auquel on peut parvenir à l'aide du doigt explorateur, je suis obligé de me tenir dans l'indécision comme anatomiste, et dans une extrême réserve comme opérateur. Toujours est-il que l'évaluation de M. Lisfranc est beaucoup trop favorable à l'opération qu'il voulait préconiser. On voit, dans une observation de M. Costallat, que le péritoine n'était qu'à 16 lignes de la partie antérieure de l'anus. Admettons que ce fût une exception, mais sachons la prendre en considération. Cette question est des plus importantes, des plus pratiques, et une de celles sur lesquelles il importe d'appeler instamment l'attention des anatomistes. Quand on aura trouvé la moyenne, on ne sera pas encore à l'abri, attendu que toute moyenne suppose des extrêmes, et rien ne pouvant vous indiquer dans quel cas elles se rencontrent, vous devez agir comme dans les cas de minimum de l'étendue de l'espace dont il s'agit.

Voici quelques mesures que j'ai prises, aidé par M. Bouchu, interne des hôpitaux. Je les donne tout en avouant qu'il les faudrait infiniment plus nombreuses.

Jeune homme de vingt ans environ. — En avant, le péritoine se trouve à deux pouces trois quarts de l'anus. Il n'existe pas de méso-rectum. Le bas-fond de la vessie est découvert dans l'étendue de plus d'un pouce au-dessus de la prostate. On peut avec la main décoller le péritoine de la partie antérieure du rectum jusqu'à une hauteur de quatre pouces.

Femme de soixante-dix ans environ. — En avant, le péritoine se trouve à un pouce un quart de l'anus. Le méso-rectum est assez large. La paroi postérieure du vagin est tapissée par le péritoine à partir d'un pouce au-dessous du museau de tanche. Cette séreuse est très adhérente au vagin et à l'utérus, de même qu'au rectum, desquels on la décolle difficilement.

Jeune homme de vingt-six ans. — Le péritoine se trouve à deux pouces un quart de l'anus en avant. Il n'y a pas de méso-rectum. La face postérieure de l'intestin est tout-à-fait dépourvue de péritoine; celui-ci, dans la partie de l'intestin qu'il recouvre, se laisse facilement décoller.

Vieille femme grasse et à demi putréfiée. — Le ventre est aplati et les organes du petit bassin sont refoulés dans son intérieur. Le péritoine, en avant, se trouve à moins d'un pouce de l'anus. En enlevant le rectum, et en mesurant sur la table la portion non recouverte par le péritoine, on lui trouve une étendue de trois pouces.

Vieille femme maigre putréfiée. — Ventre aplati; organes refoulés dans le petit bassin. En avant, le péritoine est à une distance d'un pouce de l'anus. Le méso-rectum est très lâche. Le péritoine est facile à décoller ; son cul-de-sac correspond à un pouce du col utérin.

Jeune homme de vingt-sept ans. — Le péritoine est à un pouce trois quarts de l'anus en avant. Il existe au-dessus de la prostate un espace d'un demi-pouce dans lequel la vessie n'est pas recouverte par le péritoine. Celui-ci est facile à détacher de l'intestin.

Homme de quarante-cinq ans. — Le péritoine est à deux pouces et demi de l'anus en avant. Il n'existe pas de méso-rectum. L'intestin n'est pas environné dans toute sa circon-férence. Le péritoine descend jusque sur la prostate. On le décolle facilement du rectum dans l'étendue d'un pouce et demi.

Si on additionne ces diverses mesures, on trouve pour la partie antérieure une distance moyenne de moins de deux pouces. Je répète que ces mesures sont trop peu nom-breuses ; mais telles qu'elles sont, elles feront réfléchir tris-tement sur les évaluations de M. Lisfranc.

M. Lisfranc n'entre pas dans de grands détails sur les circonstances qui indiquent positivement ou qui contre-indiquent l'opération. Voici tout ce qu'il dit à ce sujet :

« 1° Il faut qu'avec le doigt indicateur on puisse dépasser les limites supérieures du mal qui a résisté à l'usage de tous les moyens ordinaires, et qui menace le malade d'une mort certaine.

« 2° On s'assurera autant que possible de l'épaisseur du cancer autour du rectum ; quand le tissu cellulaire qui en-vironne la partie inférieure du canal intestinal est sain, l'in-testin est mobile et se laisse abaisser, notre opinion est qu'alors on doit opérer. Lorsqu'au contraire le cancer s'é-tend beaucoup plus loin, et qu'il remonte d'ailleurs assez haut, je laisse à l'expérience le soin de décider la question. »

Voici, d'un autre côté, comment M. Pinault s'était exprimé sur ce point : « Avant d'entreprendre cette opération, il faut s'assurer, *autant que faire se peut*, de l'étendue en épaisseur qu'a la maladie ; car il est certain qu'on éprouverait *les plus grandes difficultés dans son exécution* si le cancer avait envahi non-seulement toutes les tuniques de l'intestin, mais encore le tissu cellulaire situé dans les deux excavations ischio-rectales et les organes voisins, tels que la totalité de la cloison recto-vaginale chez la femme, ou la prostate et le canal de l'urèthre chez l'homme. »

Que dire d'un pareil défaut de précision dans les termes, et que penser d'une école si peu rigoureuse dans ses indications quand il s'agit de points si importans ? Ce n'est pas *autant que faire se peut*, mais absolument qu'il faut apprécier l'épaisseur de la maladie quand il est question de l'attaquer au moyen d'une opération grave. Ensuite, il n'y aurait pas seulement de *grandes difficultés* dans l'opération, il y aurait impossibilité chirurgicale de l'achever, si le cancer avait envahi la cloison recto-vaginale ou la prostate et l'urèthre.

On comprend l'importance de l'anatomie chirurgicale dans la question dont je m'occupe ; M. Lisfranc a exposé à cet égard quelques données dans le détail desquels je suis obligé d'entrer. Les voici telles que je les trouve dans son mémoire.

« 1° Chez la femme adulte, le diamètre antéro-postérieur du périnée est d'un pouce ; il peut varier et n'offrir que deux ou trois lignes ;

« 2° Dans l'un et l'autre sexe, la distance de l'anus à la

partie inférieure du coccyx est d'un pouce six lignes ; l'intervalle qui existe entre l'orifice inférieur du rectum et la base de cet os est de deux pouces ;

« 3° Chez la femme, une incision ovalaire étant pratiquée à trois quarts de pouce environ de l'orifice inférieur du canal intestinal, la dissection étant portée jusqu'à l'intestin sur lequel on exerce de légères tractions, il est possible, comme on peut s'en convaincre sur le cadavre, d'enlever, sans s'exposer à blesser le vagin, deux pouces des faces latérales et postérieure de cet organe ; la saillie qu'il forme en avant n'est que de seize lignes, à cause des adhérences intimes qu'il a, en cet endroit, avec le vagin ; ces adhérences formées par des fibres musculaires, par un tissu aponévrotique et par un tissu cellulaire fort dense et très serré, s'étendent du tissu adipeux sous-cutané, à trois lignes environ de profondeur; nous avons dit que plus loin on pourra séparer avec le doigt indicateur le rectum du vagin jusqu'à l'insertion du péritoine.

« 4° Chez l'homme et chez la femme, des tractions étant exercées sur le rectum dont la saillie est déterminée par l'effacement de ses courbures, le péritoine descend à peine d'une ligne ; on s'en assure, l'abdomen du cadavre étant ouvert ;

« 5° Dans l'homme, après avoir incisé autour du rectum et disséqué jusqu'à cet intestin, on le soumet à de légères tractions, on peut enlever un pouce et demi de toute sa circonférence sans courir le risque de blesser l'urèthre.

« 6° Au-devant de la prostate, ce canal n'est en rapport avec le rectum, auquel il est d'ailleurs uni, ainsi que la vessie, par un tissu cellulaire fin et élastique, que dans l'étendue d'un quart de pouce ; quand l'urèthre arrive dans le périnée, il s'éloigne d'autant plus de l'intestin qu'il se porte davantage en avant, et depuis le point où il abandonne l'intestin jusqu'à la peau, il forme avec l'axe du canal intestinal un angle à sinus inférieur d'environ vingt degrés ; les tissus renfermés dans cet angle sont trop connus pour que je les indique ; je ferai seulement remarquer qu'il est impossible de disséquer avec le doigt jusqu'à ce que le bistouri les ait dépassés.

« 7° Les artères, hémorrhoïdales inférieures, la branche superficielle de la honteuse interne, la transverse du périnée, les hémorrhoïdales moyennes, et les rameaux de terminaison de l'hémorrhoïdale supérieure, sont les seuls vaisseaux importans qu'on est exposé à léser ; la ligature ou la compression n'en est pas impossible ; on peut répondre de l'hémorrhagie dans l'opération que je vais décrire. »

Il ne faut répondre de rien, et surtout de l'hémorrhagie ; mais j'aurai à revenir sur ce point. Voici, en attendant, des descriptions de procédés, telles que je les trouve dans la thèse de M. Pinault, dont le mémoire de M. Lisfranc n'est qu'un simple résumé.

« 1° Le malade doit être placé sur un lit ou sur une table garnie de matelas. Il est couché sur le côté, les cuisses à demi fléchies ; des aides l'assujettissent dans cette position. L'un d'eux tend les tégumens environnant l'anus ; un autre est chargé de présenter les instrumens à l'opérateur. Le chirurgien tenant de la main droite un bistouri convexe en première position, tendant de la main gauche les tégumens, fait à un pouce environ de l'orifice anal deux incisions semi-lunaires, comprenant la peau et se réunissant en avant et en arrière du rectum. Il peut arriver, comme je l'ai vu sur deux individus, que des végétations ou des ulcérations carcinomateuses existent sur la peau voisine de l'anus, et qu'il soit nécessaire de faire ces deux incisions à une plus grande distance du rectum, pour pouvoir emporter toutes les parties malades. On dissèque ensuite la peau en dirigeant le tranchant du bistouri vers le rectum ; on isole celui-ci de toutes parts. Ces deux incisions ont pour avantage de permettre d'abaisser le rectum et de le faire saillir en bas de plus d'un pouce, lorsqu'on tire sur lui, après avoir introduit dans son intérieur le doigt indicateur. Quand le cancer est superficiel, qu'il est borné à la muqueuse ou qu'il ne s'étend pas au-delà des tuniques de l'intestin ; quand, en même temps, il ne s'élève pas à plus d'un pouce au-dessus de l'anus, il est facile, en recourbant le doigt indicateur introduit dans le rectum, en retirant en bas, de renverser l'intestin sur lui-même, de manière à mettre toute la maladie à découvert. Il suffit alors de fendre la partie du rectum renversé, et de l'exciser en la contournant avec de forts ciseaux courbes sur le plat. Quand la maladie se présente sous cette forme, l'opération est aussi simple que facile à exécuter. Les fibres du sphincter externe ne sont presque jamais enlevées en totalité, et après la cicatrisation de la plaie, les malades ne sont nullement gênés dans l'acte de la défécation.

« 2° Quand le cancer a envahi la totalité des tuniques de l'intestin et le tissu cellulaire qui l'environne, quand il remonte à la hauteur de deux ou trois pouces, on ne peut plus mettre en usage le procédé opératoire que je viens de décrire. L'opération devient alors plus compliquée : il faut, après avoir fait les deux incisions semi-lunaires et disséqué la partie inférieure du rectum dans toute sa circonférence, pratiquer avec de forts ciseaux droits, dirigés sur le doigt indicateur introduit dans l'intestin, une incision parallèle

à son axe. Cette incision doit être faite sur la partie postérieure du rectum, parce que cet endroit est celui où l'on rencontre le moins de vaisseaux et où il y a moins à craindre
d'ouvrir le péritoine, ou de blesser quelque organe important. L'incision doit être prolongée jusqu'au-dessus des limites du mal. Elle a pour avantage de permettre de dérouler
l'intestin et de laisser voir la maladie dans toute son étendue.
Comme il y a toujours dans ces différentes incisions quelques
artérioles ouvertes, il faut suspendre l'opération pendant
deux ou trois minutes et placer dans la partie inférieure du
rectum et sur la plaie une éponge imbibée d'eau froide. L'as-
triction produite par le froid arrête promptement le suintement sanguin qui masque les parties sur lesquelles on doit
opérer. Quand on retire l'éponge, on peut facilement juger
de l'étendue du mal et de sa nature; la plaie ne fournit pas
plus de sang que si on opérait sur le cadavre. On implante
alors sur la partie inférieure du rectum deux ou trois érignes
dont on se sert pour le tenir abaissé. »

Quand on opère sur une femme et que le mal occupe toute
la circonférence de l'intestin, on recommande de faire porter les deux doigts d'un aide dans le vagin afin d'abaisser la
cloison recto-vaginale. La dissection, sur ce point, doit être
faite avec le plus grand ménagement. J'ai dit plus haut que
M. Roux, dans un cas difficile, est parvenu à isoler complétement une tumeur cancéreuse qui s'appuyait sur la paroi
vaginale. L'aide chargé de faire saillir la cloison doit avertir
l'opérateur du plus ou moins de distance qui existe entre les
doigts et le bistouri. Il serait préférable, autant que possible, que le chirurgien portât lui-même les doigts dans le
vagin; il serait ainsi bien plus efficacement guidé.

Lorsque c'est sur un homme que l'opération est pratiquée,

on donne le précepte d'introduire dans l'urèthre une sonde qui
sert à faire distinguer ce canal pendant qu'on dissèque la partie antérieure du rectum. Cette sonde doit être confiée à un
aide qui avertit l'opérateur dès que le bistouri s'approche de
l'urèthre ; le chirurgien lui-même la saisit de temps en temps
et lui fait exécuter quelques mouvemens, afin de bien s'assurer de la position du canal de l'urèthre et de l'épaisseur des
parties molles qui le recouvrent. M. Velpeau fait remarquer
avec juste raison, à ce propos, qu'il servirait peu d'avoir introduit une sonde dans l'urèthre, si on n'avait pas une notion
exacte de l'anatomie des parties à intéresser.

M. Pinault veut que les vaisseaux soient liés à mesure
qu'ils sont ouverts, sans quoi le sang masquerait les parties,
et l'on courrait risque d'agir en aveugle. Si l'on ne veut pas
lier les vaisseaux, il faut se hâter de terminer l'opération, en
prescrivant à un aide de mettre le doigt sur l'ouverture des
artères à mesure que l'instrument les divise. On reproche à
cette manière d'agir un inconvénient qui consiste en ce
qu'après l'opération, le rectum remonte, au point qu'il est
parfois difficile de le saisir et de l'attirer en bas. Quand on
est parvenu à l'attirer, il peut arriver que, par cette manœuvre même, on comprime le vaisseau qui fournissait l'hémorrhagie. Il faut alors lâcher la portion saisie et en prendre une autre. Le vaisseau d'abord comprimé est ainsi dé-
gagé, et on reconnaît sa position au sang qu'il projette.
M. Pinault dit avoir vu *souvent* extirper le rectum sans qu'il
y ait eu besoin de lier une seule artère. Le plus ordinairement, ajoute-t-il, l'écoulement du sang s'arrête spontané-
ment.

L'extirpation faite, M. Velpeau recommande de passer le
doigt dans la plaie et de rechercher s'il n'est pas resté quel-

ques portions malades ; dans l'affirmative ces portions devraient être emportées.

M. Lisfranc veut qu'après avoir recouché le malade, quand il n'y a plus aucun suintement de sang, on recouvre simplement la plaie d'un linge fenêtré, enduit de cérat, et qu'on place par-dessus des plumasseaux de charpie et des compresses, le tout maintenu avec un bandage en T. M. Velpeau pense qu'il est important d'introduire une mèche dans le rectum, dès le principe. Le doigt la précédera, et elle sera fortement inclinée en arrière, puis basculée dans le sens contraire. Pour le reste, le pansement ne diffère pas de celui qui vient d'être indiqué. En négligeant la mèche, ajoute le professeur que je viens de citer, on rend le premier pansement plus prompt et plus facile, mais on se crée des difficultés pour l'avenir.

Le malade est mis à une diète absolue. On lui prescrit des boissons émollientes et une potion appropriée. Il est presque toujours nécessaire, dit-on, de pratiquer une saignée du bras, d'une ou deux palettes, et cela lorsque le pouls se relève, cinq à six heures après l'opération. On devra avoir égard aux forces du malade qui pourraient déjà s'être épuisées. Dans ce cas on s'abstiendra d'employer la saignée, au moins comme moyen préventif. Du troisième au quatrième jour la plaie commence à suppurer. Le pus qu'elle fournit est fétide, mêlé de matières stercorales ; vers le huitième ou le dixième jour, il devient tellement abondant qu'il est nécessaire de renouveler le pansement trois ou quatre fois par jour. Il se forme quelquefois dans le tissu cellulaire des excavations ischio-rectales, des clapiers qui deviennent la source d'indications spéciales. On a observé que l'on réussissait quelquefois à les vider, en commandant au malade de pousser comme pour aller à la selle.

Quand l'extirpation du rectum a été pratiquée sur une femme, on conseille de sonder pendant les quinze à vingt premiers jours qui suivent l'opération, pour empêcher les urines de couler sur la plaie. Cette précaution semblera peut-être superflue si l'on pense que cette plaie que l'on veut garantir du contact de l'urine sera parcourue par les matières fécales. Elle sera légitimée cependant si, comme on le dit, la contraction du bas-fond de la vessie et des muscles de la paroi abdominale, lors de l'émission naturelle des urines, a pour effet de produire des douleurs très vives dans la plaie.

Du vingtième au trentième jour, la sécrétion du pus diminue, la plaie est moins douloureuse, elle se couvre de boutons charnus de bonne nature; la peau se rapproche de l'intestin, et la cicatrice se fait d'abord avec une extrême rapidité, tellement que la solution de continuité diminue quelquefois de plus de moitié dans l'espace d'une semaine. Lorsque les tégumens ne peuvent plus fournir à la cicatrice, celle-ci se fait beaucoup plus lentement. On verrait alors, d'après ce qu'on rapporte, une pellicule naître de la peau, une autre de l'intestin, et les deux pellicules se rencontrer vers le milieu de l'espace qui n'était pas encore cicatrisé.

La cicatrice a une tendance extrême à se coarcter ; aussi, pendant toute la durée du traitement, et même long-temps après, doit-on se garder de négliger l'introduction de la mèche. Sans cette précaution indispensable, « la plupart des malades, dit M. Velpeau, ne tarderaient pas à être affectés d'un rétrécissement capable de leur faire perdre le prix de tant de souffrances. »

M. Velpeau tendant à généraliser un mode opératoire qui lui est familier, a mis en usage dans les cas dont je m'occupe, trois nuances diverses d'un procédé, que je vais faire connaître.

A. Le cancer est supposé former un anneau, d'un pouce seulement de hauteur. On commence par le fendre en arrière. Il est ensuite abaissé et porté tout-à-fait en dehors, à l'aide du doigt ou au moyen de bonnes érignes. Après quoi, on passe avec une aiguille courbe une série de fils de haut en bas, ou du rectum vers la peau, au-dessus de la tumeur, qui est détachée, avec le bistouri ou les ciseaux, de dehors en dedans ou de dedans en dehors, à trois au quatre lignes en deçà de chaque point traversé par les fils. Ceux-ci, rapprochés et noués immédiatement, servent à opérer la réunion des bords opposés de la plaie.

B. Lorsque le mal s'élève davantage, M. Velpeau commence par disséquer le cancer de bas en haut, comme dans le procédé ordinaire, et jusqu'à une certaine distance au-dessus de la tumeur. Cela fait, les fils sont passés d'espace en espace à travers la partie saine du rectum, puis, par l'autre bout, à travers la lèvre cutanée ou externe de la plaie. Le mal se trouve ainsi dans l'espace intermédiaire à l'entrée et à la sortie des fils. Le cancer est retranché aussitôt, et les fils sont réunis et noués comme dans le premier cas.

C. Si au lieu d'un cancer en gimblette, on a à enlever une simple plaque, on la circonscrit entre deux incisions semi-elliptiques dont les bords sont sur-le-champ réunis à l'aide de quelques points de suture.

M. Velpeau trouve à ce procédé l'avantage de rapprocher immédiatement l'intestin des tégumens, de rendre l'hémorrhagie plus difficile, la guérison plus prompte, la réaction moins sérieuse, et de ne pas laisser de cicatrices inodulaires.

Accidens de l'opération. — 1° *Hémorrhagie.* — On a

vu que ce n'était point là ce que craignait M. Lisfranc. Mais
il y a des raisons pour ne point partager la sécurité de ce
chirurgien quand on sait, par exemple, qu'un des opérés
de M. Velpeau périt avec une livre de sang épanché dans le
haut du rectum. On a d'autant plus à craindre l'hémorrhagie,
dit M. Pinault (M. Pinault a fait ses observations dans le
service de M. Lisfranc), que le malade a perdu une plus
grande quantité de sang pendant l'opération. S'il est menacé
de syncope, ajoute-t-il, si le pouls est à peine sensible, il
est prudent de tamponner. Il le faudrait encore si l'on ne
pouvait réussir à découvrir et à lier une artère blessée. Puisque l'éponge imbibée d'eau froide réussit si bien à M. Lisfranc, ne serait-ce point ici l'occasion de l'employer? L'irri-
gation continue, appliquée avec succès par M. Bégin (1) aux
hémorrhagies résultant de l'opération de la taille, pourrait, je pense, être d'un effet avantageux dans les cas dont
je parle. Il vaudrait mieux encore cautériser avec le fer
chauffé à blanc.

2° *Phénomènes nerveux.*—« Les malades éprouvent presque toujours des coliques passagères, plus ou moins violen-
tes, des borborygmes, des envies fréquentes et inutiles d'aller à la selle, des hoquets, des nausées, des vomissemens ;
à ces symptômes se joignent souvent des douleurs vives de
vessie, accompagnées d'envies presque continuelles d'uriner. » (Pinault.) Ces phénomènes peuvent en imposer pour
les symptômes d'une péritonite, mais on les distinguera en
ce qu'ils se manifestent presque immédiatement après l'opération, et avant que des accidens inflammatoires aient eu
le temps de se développer. En outre, le ventre n'est ni bal-

_____

(1) *Bulletin de l'Acad. royale de Médecine*, t. VII, pag. 507.

lonné ni douloureux à la pression comme dans la plupart des cas de péritonite. On a observé une fois un frisson général qui s'empara du malade aussitôt après l'opération, et dura une demi-heure.

3° *Inflammation et suppuration du tissu cellulaire du bassin.* — Deux femmes du service de M. Lisfranc ont succombé à cet accident. L'une d'elles seule a été ouverte. On dit que l'aponévrose moyenne du périnée avait été divisée à son insertion au coccyx. Chez les deux, on avait fendu le rectum, sur sa paroi postérieure, dans l'étendue de trois pouces et demi, circonstance bien importante à noter. L'aponévrose périnéale moyenne serait-elle donc, comme on l'a dit, une barrière salutaire, capable de s'opposer à la propagation de l'inflammation au tissu cellulaire du bassin? Cette inflammation dans le cas précité, s'était étendue le long de la colonne vertébrale, jusqu'au-dessous des reins.

4° *Péritonite.* — Plus on s'élève vers la partie supérieure du rectum, plus on court le risque de donner lieu à une péritonite. Elle sera plus ou moins promptement mortelle selon qu'on aura ou non lésé, ouvert le péritoine. Si le péritoine n'a pas été ouvert, il peut s'enflammer comme il s'enflamme quelquefois à la suite des tailles périnéales, quand les débridemens du col de la vessie sont trop étendus. Une grande erreur, surtout soutenue dans ces derniers temps, c'est de croire éviter la péritonite quand on n'a pas divisé le péritoine. Mais s'il est vrai que cette séreuse s'enflamme nécessairement quand on touche à sa surface interne, il n'est pas moins vrai que, si on irrite sa face adhérente on s'expose à une inflammation non moins vive que la première.

Il est vrai que la mort n'est pas aussi prompte qu'après

la division du péritoine. Cette division est un malheur qui a dû arriver plus d'une fois à ceux qui ont su si mal mesurer l'espace périnéo-péritonéal, et qui ajoutent à ce manque de connaissances anatomiques une trop grande hardiesse chirurgicale.

Voici deux faits que je dépose dans la conscience des hommes de bien : Un chirurgien célèbre voyageait : en passant par une grande ville de France, il extirpa un rectum cancéreux, le jour de son départ. Il n'avait pas encore le pied dans sa chaise de poste, que le malheureux opéré était mort. » On lit dans mon livre : « Au moment où ces lignes sont écrites, mai 1841, existe, dans l'amphithéâtre de la Pitié, un cadavre d'un homme mort *douze heures* après l'extirpation du rectum. Le péritoine qui va de la vessie au rectum a une ouverture qui laisserait passer trois doigts. MM. Desprez, Giraldès, Denonvilliers, etc., ont pu voir ce sujet. Ces chirurgiens s'étaient rendus, ce jour-là, à la Pitié, pour assister M. Lenoir qui devait réduire une luxation de l'extrémité interne de la clavicule.

5° *Phlébite*. — Un des opérés de M. Velpeau succomba à ce terrible accident. Dans un autre cas de M. Pinault, on trouva une grande quantité de pus dans la plupart des veines du bassin, dont la membrane interne était, en outre, tapissée d'une couche comme albumineuse, qu'on enlevait facilement en la râclant avec le scalpel.

M. Velpeau cite un de ses malades comme étant mort d'épuisement. Dans un autre fait mentionné par ce professeur, il y eut une fistule recto-vaginale.

Résultats définitifs de l'opération. La défécation, si l'on en croyait certains opérateurs, n'éprouverait guère de dérangement à la suite de l'extirpation du rectum. N'a-t-on

enlevé que la membrane muqueuse, ou une partie des sphincters inférieurs, ou même la totalité de ces muscles, le rectum, dit-on, exécute ses fonctions comme à l'ordinaire. « A-
t-on réséqué l'intestin à une assez grande hauteur et dans
toute son épaisseur, il se forme aux dépens des fibres musculaires de celui-ci, et peut-être aussi de l'insertion de celles
du releveur de l'anus, une espèce de bourrelet en forme de
sphincter à la partie supérieure de la cicatrice, dont la pellicule, qui s'étend depuis l'intestin jusqu'à la peau, paraît
être d'organisation muqueuse accidentelle. » M. Lisfranc
imagine, pour expliquer comment on n'observe pas d'incontinence des matières fécales à la suite de l'opération
dont il s'agit, la disposition en forme de Z que représenterait
le canal qui, des tégumens, remonte à la partie inférieure
de l'intestin excisé. Ce n'est, dit M. Lisfranc, que lorsque les
matières sont très liquides, et lorsque les intestins sont irrités,
qu'il peut y avoir nécessité, pour les malades, de retenir les
matières à l'aide d'un bourdonnet de charpie qu'ils ôtent
pour aller à la selle. Bien plus, au lieu de l'incontinence, il
pourrait y avoir rétention des matières dans le canal artificiel indiqué, au point qu'il faudrait les extraire à l'aide du
doigt ou d'un lavement. Cela arriverait lorsque les matières
sont trop dures.

Aujourd'hui, M. Lisfranc se croirait autorisé à s'appuyer
de la découverte d'un sphincter supérieur faite par M. Néla-
ton, et des opinions physiologiques de M. O'Beirne, opinions
dont M. Eager, alors interne des hôpitaux, donna l'analyse
dans le *Journal hebdomadaire* (1833), et desquelles il résul-
terait que les sphincters inférieurs n'auraient pas l'importance
qui leur a été attribuée. Ce ne serait pas dans le rectum, ce
serait dans l'S iliaque que les matières s'accumuleraient, et

elles n'arriveraient dans le premier qu'au moment de leur expulsion. On concevrait dès-lors que l'extirpation de la partie inférieure de cet intestin ne produisît pas l'incontinence des fèces. Mais malheureusement il n'y a guère lieu à se fonder sur ces inductions physiologiques, pas plus que sur les raisonnemens rapportés plus haut. N'ai-je pas cité un cas dans lequel le simple écartement de l'anus par suite de la présence de deux tumeurs déterminait l'incontinence, et n'observe-t-on pas cette dernière lorsque précisément l'ulcération cancéreuse de la partie inférieure du tube digestif s'est étendue aux sphincters et les a détruits? Je suis loin de dire que l'incontinence des matières aura lieu dans tous les cas, puisqu'il arrive parfois le contraire, et M. Jobert a eu la franchise de l'avouer; je dis seulement qu'il ne convient pas de la donner comme presque impossible, attendu que l'on exposerait les chirurgiens à de pénibles mécomptes. Un malade de M. Haime et l'un des opérés de M. Velpeau n'en demeurèrent-ils pas affectés? Et dans l'article *diagnostic* n'a-t-on pas lu une observation empruntée à M. Cruveilhier, dans laquelle cet inconvénient est mis si bien en relief?

Telle est, dans toutes les circonstances qui en dépendent, l'extirpation du rectum cancéreux. Il resterait à l'apprécier. Cette opération enlève rarement tout le mal, et elle peut hâter le terme fatal. Sur neuf opérés, M. Lisfranc avoue trois morts. Les décès de la Salpétrière et de Bicêtre étant probablement inconnus à M. Lisfranc, il ne peut en tenir compte. Voyez l'observation déjà citée par M. Cruveilhier. M. Velpeau a perdu trois opérés sur six. Il n'y a que deux des malades de M. Velpeau qui soient guéris (*primitivement*). Le sixième, dont j'ai déjà parlé, est resté affecté d'incontinence. Voilà donc une opération qui n'enlève pas toujours le mal, qui donne des guérisons incomplètes, et qui peut tuer en moins de douze heures. Mais, attendu que les sujets affectés de cancer du rectum sont inévitablement destinés à en mourir, et que, s'il existait des chances de prolonger leur existence, selon quelques chirurgiens, elles se trouveraient dans l'opération, on se croit autorisé à la tenter. Ici surgit une des plus difficiles questions de médecine opératoire. Quand le mal est nécessairement incurable, est-on en droit de tout entreprendre. Mais, en tout entreprenant, on augmente le chiffre des insuccès chirurgicaux et on finit par donner à la chirurgie une réputation de malheur, qui pourrait un jour nuire à son indépendance. Que l'on continue à pratiquer de pareilles opérations, que l'on continue à faire des statistiques de nos revers, et on verra, sous peu, ce que deviendra notre irresponsabilité. Dans le premier chapitre de ma thèse, j'ai montré l'infiltration cancéreuse avec des limites mal tracées; j'ai prouvé que quand le cancer se présentait sous forme de masses de tumeur, il avait une nature des plus malignes et une tendance extrême à la récidive, et j'ai cherché à établir que ce même cancer était répété dans le bassin et les viscères. Là se trouve implicitement résolue la question de savoir si l'opération offre des chances, non d'un succès *primitif* et éphémère, mais d'un succès *consécutif* et durable.

Supposons qu'elle en offre, quand les offrirait-elle? Ce n'est point, assurément, lorsque le mal s'élève si haut, quand il y aurait risque, en voulant l'atteindre, d'intéresser le péritoine. M. Lisfranc a enlevé trois pouces et demi d'intestin : il n'y a guère de chirurgien qui voulût en faire autant. Que l'on se reporte aux mesures que j'ai prises, et l'on sera effrayé d'une telle *hardiesse*. A mon avis, un cancer qui s'élèverait à plus d'un pouce échapperait, dans tous les cas, à la juridiction du bistouri. Lorsque le cancer siége en arrière, on s'est permis, vu la disposition du péritoine, d'agir un peu plus haut. Il n'y a guère à compter, dans aucun cas, sur le décollement de cette membrane. Ce décollement, possible dans l'état normal, cesse de l'être le plus souvent, quand un travail pathologique s'est opéré aux environs de la séreuse. Le passage suivant, écrit par M. Pinault, dont la circonspection ne semblera pas systématique, mérite de fixer sérieusement l'attention des chirurgiens. « Ce n'est qu'avec beaucoup de peine, dit-il, qu'on parvient à séparer le rectum de la partie antérieure de la prostate, dont on pourrait facilement confondre le tissu, à cause de sa couleur et de sa consistance, avec celui du squirrhe. Ce qui augmente encore les difficultés, c'est que la circonférence du bassin est plus étroite chez l'homme que chez la femme; on est d'ailleurs privé d'un grand avantage qu'on a chez cette dernière, c'est de pouvoir introduire le doigt dans le vagin pour faire saillir le rectum. Ces difficultés, que j'indique dans le cas où on opère chez l'homme, ne doivent pas faire renoncer à l'opération, *quand le cancer ne s'élève pas à plus de deux pouces, et qu'il ne s'étend pas trop profondément en épaisseur.* »

Jusque-là, c'est l'homme que j'ai eu en vue. S'élèverait-on plus haut si l'on opérait sur une femme? Non, certes. M. Blandin ne dit-il pas que, chez la femme, le péritoine descend plus bas que chez l'homme, et n'est-ce pas ce que nos mesures nous ont montré?

On ne devrait positivement tenter aucune opération, si le doigt introduit dans le vagin reconnaissait que la cloison est envahie. Il ne faudrait pas opérer non plus, si l'on n'avait une notion exacte de l'épaisseur du mal. Or, cette notion est presque impossible à acquérir. J'ai parlé de cas dans lesquels il y a, non plus un intestin, mais un canal creusé au sein d'une masse squirrheuse. A quoi servirait-il d'opérer dans un cas de ce genre? Enfin, il ne faudrait pas opérer s'il existait un état général, tel que la vie ne pût se prolonger pendant un certain temps. Il faut toujours que le malade puisse espérer suffisamment de vie pour qu'il y ait compensation aux douleurs inséparables d'une opération laborieuse. Et quelle compensation qu'un état ressemblant plus ou moins à celui de cette malheureuse femme dont M. Cruveilhier nous a tracé l'histoire!

2° *Extirpation des tumeurs cancéreuses du rectum et de l'anus.* — L'excision simple de ces tumeurs, telle qu'elle a été indiquée plus haut, sera rarement suffisante, attendu que les tumeurs tiennent le plus souvent, comme je l'ai dit, à un fond cancéreux. L'enlèvement des tumeurs cancéreuses du rectum ou de l'anus exige ordinairement une dissection minutieuse et habile. Les règles des opérations à l'aide desquelles on en débarrasse les malades ne peuvent être établies invariablement. Chaque cas, pour ainsi dire, modifie le procédé opératoire. On a vu, dans le travail intéressant de M. Bégin, inséré dans les *Annales de chir.*, t. III, que ce praticien, ayant à extirper, chez un homme de soixante-cinq ans, une tumeur qui occupait la moitié environ de la circonférence de l'anus, du côté gauche, et s'élevait à huit ou neuf centimètres, fit construire un gorgeret en tôle d'acier dont le sommet présentait six dents aiguës destinées à être enfoncées dans les tissus, au-dessus de la tumeur. La concavité du gorgeret était occupée par un mandrin en bois recouvrant les extrémités des dents, pour que l'instrument pût être introduit sans blesser les portions saines de l'intestin. Il suffit d'une incision semi-lunaire partant de la partie postérieure du rebord de l'anus, contournant la tumeur, à une certaine distance en dehors des points altérés, et venant rejoindre l'ouverture anale en avant. Une autre fois, après avoir pratiqué une incision également semi-lunaire, M. Bégin se servit, pour attirer la tumeur, de pinces de Museux.

Si la tumeur était située en avant, dans le point correspondant à la prostate, il ne faudrait pas opérer, à moins qu'il ne fût avéré que la membrane muqueuse serait seule altérée ; mais encore comment s'en assurer?

ARTICLE II.

Moyens destinés à combattre la rétention des matières. Anus artificiels.

Ces moyens consistent d'abord dans un régime approprié, dans l'usage fréquent de délayans pour liquéfier les matières, dans l'introduction et le maintien de corps dilatans, tels que les mèches, les canules, les douches ascendantes ; dans l'administration de lavemens qui deviennent ici de véritables opérations chirurgicales. Quelquefois, après avoir, à un premier essai, fait pénétrer la sonde et administré un lavement, on ne peut plus, quand on y revient, franchir la coarctation. C'est ce qui est arrivé dernièrement à un professeur qui m'a communiqué le fait.

Mais souvent, malgré tous les moyens employés, les *débâcles* sont difficiles et séparées par un intervalle de plus en plus long. Les matières s'amassent, et jamais l'évacuation n'est complète. Je me suis déjà étendu sur la succession des phénomènes qui ont lieu alors. La constitution souffre et s'affaiblit de plus en plus. Deux choses sont à craindre : ou il se fera une crevasse, et par suite un épanchement stercoral rapidement mortel, ou le malade succombera, comme Broussais et tant d'autres, aux effets de la rétention prolongée, effets qui minent, pour ainsi dire, tout l'organisme.

C'est, dans ce moment, que le chirurgien aura à se poser une question grave, et à concentrer sur elle toutes les ressources de son esprit. Il aura à se demander s'il ne serait pas convenable de frayer une nouvelle route aux matières ; en un mot, de pratiquer l'opération de l'anus artificiel. Son but, dans cette opération, serait de livrer passage aux matières, et de soustraire ainsi le tube digestif aux effets de leur rétention. Ce n'est qu'accessoirement qu'on se flatte, mais à tort, d'imprimer une modification avantageuse au cancer mis à l'abri du contact des matières fécales. On place alors, dit-on, le cancer du rectum dans la position d'un autre cancer, d'un cancer extérieur. Mais comme tous les cancers, extérieurs ou intérieurs, sous l'influence de matières irritantes ou non irritantes, suivent fatalement la loi commune, celui du rectum n'y dérogera jamais, qu'il soit ou non en rapport avec les matières fécales. On sera convaincu de cette vérité quand, au lieu de ne voir que les résultats *primitifs* des opérations, on voudra s'enquérir des résultats *consécutifs*. Malheureusement ceux-ci ont rarement les honneurs de la publicité ! Mais l'obscurité qui règne sur le diagnostic du cancer du rectum, l'impossibilité dans laquelle on se trouve de le distinguer des rétrécissemens fibreux, peuvent autoriser quelquefois les praticiens à entreprendre les opérations que je vais décrire et apprécier. D'ailleurs le chirurgien devra ici s'éclairer à d'autres lumières que les siennes, et devra toujours craindre de pratiquer inutilement une opération douloureuse, grave, et dont le résultat le moins malheureux serait une infirmité dégoûtante.

On aurait à se décider entre deux méthodes principales, qui portent le nom de Littre et de Callisen.

Voici ce que l'on trouve sur la méthode de Littre dans le travail de M. Amussat. Ce passage est extrait de l'*Histoire de l'Académie royale des Sciences,* année 1710, page 36.

A. *Méthode de Littre.* — « Dans le cadavre d'un enfant mort à six jours, M. Littre a vu le rectum divisé en deux parties, qui ne tenaient l'une à l'autre que par quelques petits filets longs environ d'un pouce ; ces deux parties séparées s'étaient fermées chacune de son côté par le bout où s'était faite la séparation, de sorte que les deux clôtures se regardaient ; apparemment le rectum n'ayant pas pris dans ce fœtus autant d'accroissement à proportion que les parties auxquelles il était attaché avait été étendu et tiré avec violence, et enfin entièrement déchiré, à l'exception de quelques fibres plus fortes qui étaient demeurées entières, quoique fort allongées ; ce déchirement s'était fait dans le temps où le canal était encore vide ; et rien par conséquent n'avait empêché que les extrémités des deux parties séparées ne s'affaissassent et ne se collassent ensemble, ce qui avait fait les deux clôtures. Ensuite la partie supérieure de l'intestin s'était remplie de mécouium, mais non pas en assez grande quantité pour être obligée de se rouvrir. Quant à la partie inférieure, elle avait toujours dû être et était en effet entièrement vide. Il est aisé de concevoir quels accidens s'ensuivaient de cette conformation accidentelle, et combien la mort de l'enfant dut être prompte, puisque ses excrémens ne pouvaient sortir, et que tout ce qu'on lui faisait prendre pour déboucher augmentait nécessairement le mal. M. Littre qui a voulu rendre son observation utile, a imaginé et proposé une opération chirurgicale fort délicate pour les cas où l'on aurait reconnu une semblable conformation. Il faudrait faire une incision au ventre, et recoudre ensemble les deux parties d'intestin après les avoir rouvertes, ou du moins faire venir la partie supérieure de l'intestin à la plaie du ventre, que l'on ne refermerait jamais et qui ferait la fonction d'anus. Sur cette légère idée, d'habiles chirurgiens pourront imaginer d'eux-mêmes le détail que nous supprimons. Il suffit souvent de savoir en gros qu'une chose serait possible, et de ne pas désespérer à la première vue. »

En 1776, Pillore, chirurgien de Rouen, mit en pratique l'idée attribuée à Littre, chez un homme affecté de squirrhe du colon sigmoïde et du haut du rectum, avec oblitération de la portion malade du tube digestif. Le sujet de l'observation n'avait rien rendu par l'anus depuis plus d'un mois.

« Je commençai, dit Pillore, par une incision transversale des tégumens un peu au-dessus du pli de l'aine ; je la continuai obliquement de bas en haut ; à la faveur du tissu cellulaire en sous-œuvre, j'arrivai à l'aponévrose du muscle grand oblique du bas-ventre, je l'incisai un peu au-dessus du ligament de Fallope dans la même proportion pour avoir au moins un bon pouce de canal depuis le réservoir jusqu'à l'ouverture des tégumens ; je fis aux muscles et au péritoine une ouverture transversale à-peu-près de la même étendue ; le fond du cœcum, facile à reconnaître par son appendice, se présenta, je n'eus pas la peine de le chercher ; je l'amenai sans effort le plus en avant possible ; là, soutenu par un aide et par moi, je l'ouvris transversalement et l'assujettis aux deux lèvres de la plaie par le moyen d'un point de suture que je fis à l'une et à l'autre avec deux aiguilles enfilées du même fil ; je les passai de dedans en dehors, et je coupai le fil par le milieu pour obtenir deux anses que je nouai tant supérieurement qu'inférieurement sur deux compresses pour empêcher le froncement des lèvres. Les matières sortirent abondamment ; pour tout appareil j'appliquai de la charpie brute et des serviettes, je ne comprimai pas, afin que l'issue des matières ne fût point interrompue ; en effet, elles coulèrent avec abondance pendant plusieurs jours ; le ventre diminua considérablement de volume ; mais comme le vif-argent (*voir plus bas*) nous donnait de l'inquiétude, et comme nous n'en avions vu paraître aucune parcelle, nous fîmes prendre au malade toutes les positions possibles pour procurer une pente aisée au mercure ; cependant nous n'en eûmes aucune révélation ; depuis l'opération il s'était déjà écoulé quatorze ou quinze jours pendant lesquels la plaie avait suppuré. L'intestin s'était agglutiné avec les lèvres ; j'avais retiré les fils qui l'avaient assujetti ; tout en apparence était dans le meilleur état possible, lorsque le malade ressentit quelques douleurs vagues dans les différentes régions de l'abdomen ; nous les attribuâmes d'abord à de l'air renfermé dans le canal intestinal ; mais le malade inquiet disait toujours qu'elles dépendaient du mercure, et en conséquence continuait à prendre les positions propres à le faire sortir. Nous étions au vingtième jour lorsque le ventre qui était fort aplati se tuméfia et devint très douloureux. Nous appliquâmes des fomentations émollientes, et à la faveur de notre anus artificiel nous fîmes des injections dans l'intestin colon, deux saignées furent pratiquées ; mais malgré tout, les symptômes allèrent en augmentant, et le malade mourut le vingt-huitième jour après son opération. »

A l'autopsie, on trouva que deux livres de mercure administrées au malade plus d'un mois avant l'opération, pour pousser les matières, avaient entraîné le jéjunum dans l'hypogastre, et enflammé cet intestin au point qu'il était parsemé de taches gangréneuses. On notera avec soin cette circonstance, car elle va être rappelée dans la discussion des deux méthodes, celle de Littre et celle de Callisen.

Pillore ouvrit le cœcum et cependant je l'indiquais tout-à-l'heure comme ayant pratiqué l'opération de Littre. C'est qu'en effet il n'y a que deux opérations proprement dites pour l'établissement de l'anus artificiel, l'une dans laquelle on arrive à l'intestin après avoir divisé le péritoine, et l'autre dans laquelle on cherche à respecter cette séreuse. On verra, dans l'observation suivante que j'ai jugé à propos de rapporter en entier, un exemple intéressant d'une opération à la manière de Littre. C'est Duret qui parle :

« Le vendredi 18 octobre 1793, Marie Poulaouen, sage-femme à Brêles, commune de Plourain, ayant accouché l'épouse de Michel Ledrevës, laboureur, s'aperçut que l'enfant qu'elle venait de recevoir n'avait point d'anus, et que ses parties sexuelles étaient mal conformées. Jugeant que dans cet état de choses le nouveau-né ne pouvait vivre long-temps, elle conseilla aux parens de le porter à Brest, pour y recevoir les secours de la chirurgie. Le samedi, à 10 heures du matin, le père vint chez moi ; j'examinai l'enfant : les parties de la génération étaient disposées de manière que le scrotum rentrait à l'endroit du raphé, et présentait deux parties égales, dont chacune contenait un testicule ; au premier aspect, on eût cru voir une fille ; au périnée était le gland, percé d'un

méat urinaire, laissant sortir librement l'urine : l'endroit de
l'anus n'offrait aucun indice de l'existence du rectum ; la
peau avait sa couleur naturelle et sa consistance ; aucune
tumeur n'avait lieu dans les efforts que l'enfant faisait pour
aller à la selle. D'après cet examen, je crus que cet enfant
méritait l'attention des gens les plus instruits dans l'art de
guérir ; je convoquai à cet effet une assemblée de médecins
et de chirurgiens employés dans les différens hôpitaux de la
ville. La consultation se fit à l'hôpital de la marine. Les consultans furent d'avis d'ouvrir la peau à l'endroit où le rectum
devait se rendre, pour chercher cet intestin. L'opération
n'eut pas de succès ; je reconnus, avec une sonde introduite
dans le bassin, que le dernier des gros intestins manquait
absolument ; alors (il était quatre heures de l'après-midi)
l'enfant parut sans ressource : les vomissemens, la grosseur
extraordinaire de son ventre et le froid des extrémités inférieures, étaient autant de signes certains d'une mort pro-
chaine. Cependant, contre mon attente, le dimanche au matin, l'enfant vivait encore ; cela me décida à faire une seconde
consultation, dans laquelle je proposai, comme une dernière
ressource, pour prolonger la vie de cet être, la gastrotomie,
et l'établissement d'un anus artificiel. Pour donner plus de
confiance en ce moyen extraordinaire, je l'exécutai sur le cadavre d'un enfant d'environ quinze jours que je pris à l'hôpital des pauvres de cette ville ; je pratiquai une incision entre
la dernière des fausses côtes, du côté gauche, et la crête de
l'os des îles ; la plaie pouvait avoir deux pouces d'étendue ;
elle découvrait la gibbosité du rein et une petite région de
la partie gauche du colon ; cette dernière fut ouverte ; ensuite
on injecta de l'eau par l'anus ; une partie du fluide sortit de
l'ouverture du colon, et une autre partie s'épancha dans le

ventre. Il fut reconnu par l'ouverture de l'abdomen que, dans le fœtus, les parties latérales du colon ne sont pas hors du péritoine comme dans l'adulte, qu'elles ont un méso-colon qui les rend libres et flottantes. Cette circonstance fit rejeter l'opération dans cet endroit, dans la crainte qu'elle n'eût donné lieu à un épanchement du méconium dans le ventre.

« L'assemblée, d'après cet essai, ayant prolongé la discussion aussi loin que pouvaient l'exiger l'intérêt de l'humanité et l'honneur de la chirurgie, arrêta : 1° Que sans ce moyen extraordinaire, la perte de l'enfant était inévitable; 2° que l'axiome de Celse « il vaut mieux employer un remède dou-« teux que d'abandonner le malade à une mort certaine, » trouvait ici son application; 3° que les réflexions d'Hévin sur la gastrotomie n'étaient point contraires à cette opération, toutes les fois que la cause et le siège du mal étaient, comme ici, reconnus. J'ouvris le ventre du petit malade au-dessus de la région iliaque, dans l'endroit où l'S du colon formait une tumeur, à la vérité peu apparente, et où le méconium semblait imprimer une couleur plus foncée à la peau; je donnai à cette ouverture à-peu-près un pouce et demi d'étendue; elle servit à introduire mon doigt index dans l'abdomen, avec lequel j'attirai au-dehors l'S du colon; et dans la crainte qu'il ne rentrât par la suite dans le ventre, je passai dans le méso-colon deux fils cirés; ensuite j'incisai l'intestin en long; l'air et le méconium sortirent en abondance par cette ouverture; quand il s'en fut écoulé une certaine quantité, j'appliquai l'appareil; il fut simple, une compresse percée, de la charpie et un bandage de corps le composèrent; dans la nuit du dimanche au lundi, l'enfant reposa parfaitement bien; ses vomissemens cessèrent, sa chaleur revint; et il teta plusieurs fois avec avidité; le lendemain de l'opération , les personnes qui avaient assisté à l'opération, la veille, furent satisfaites du changement avantageux qu'elles aperçurent; les linges qui entouraient l'enfant étaient remplis de méconium, et sa voix, que jusqu'alors on n'avait pu distinguer, se fit entendre.

« Le troisième jour, les choses allant toujours de mieux en mieux, on engagea les parens de l'enfant à l'apporter deux fois par jour à l'hôpital de la marine. Le citoyen Massac, chef d'administration, ayant le détail de cet hospice, et le citoyen Coulon, commissaire-médecin, firent fournir les objets nécessaires au pansement de Ledrevès.

« Le quatrième jour, les excrémens sortirent jaunâtres, mais en petite quantité; j'ordonnai un lavement avec de l'eau simple, et je fis prendre deux gros de sirop de chicorée, composé de rhubarbe; il produisit un bon effet en faisant aller le malade plusieurs fois à la selle.

« Le cinquième jour, les fils qui soutenaient l'intestin parurent inutiles; on les retira, car leur présence entretenait la malpropreté et la rougeur aux environs de l'anus artificiel.

« Le sixième jour, l'intestin, large d'environ un pouce, paraissait livrer passage aux tuniques internes, ce qui donnait à la plaie l'aspect d'un œuf de poule ; on a essayé d'introduire une canule de plomb dans la fistule, tant pour s'opposer à une hernie consécutive que pour entretenir une libre sortie aux excrémens ; mais les cris de l'enfant ont fait différer l'emploi de ce moyen. L'instrument a reçu, d'ailleurs, toute la perfection des citoyens Moriers fils, habiles couteliers de cette ville.

« Le septième jour, l'enfant était si bien , tant à l'endroit de l'opération que dans l'exercice de ses fonctions, qu'on l'a jugé n'avoir plus besoin que de propreté et d'une surveillance exacte de la part des personnes de l'art. » (*Recueil périodique de la Société de médecine de Paris*, tome III, p. 126.)

Ainsi, Duret avait remarqué que, chez l'enfant, le colon, dans ses portions latérales, est entièrement recouvert par le péritoine, et que le procédé de Callisen ne serait aucunement applicable aux nouveau-nés, circonstance anatomique importante à noter, et que l'on peut rapprocher de celle indiquée plus haut, d'après M. Blandin, à savoir la beaucoup moindre distance qui existe chez l'enfant, par rapport à l'adulte, entre le péritoine et l'anus.

Fine et Dupuytren ont proposé d'établir l'anus artificiel par la méthode de Littre, au-devant de la région lombaire.

Fine, chez une femme, établit un anus artificiel sur le colon transverse. Son intention avait été d'abord d'ouvrir l'iléon. Il y aurait fort à craindre, si l'on voulait répéter cette opération, de s'en laisser imposer par l'estomac.

S'il y a lieu de penser que l'S du colon est altérée dans une certaine étendue, on ne peut pas attaquer l'intestin du côté gauche. L'exemple de Pillore, en pareil cas, se présenterait à l'esprit du chirurgien.

Voici comment M. Velpeau décrit le procédé, selon la méthode de Littre : « Le sujet couché sur le dos, les cuisses étendues, est contenu par un ou deux aides. L'opérateur, placé commodément, fait, un peu au-dessus du ligament de Fallope, entre l'épine iliaque antéro-supérieure et le pubis, une incision d'environ deux pouces, divise couche par couche, la peau, le fascia superficialis, l'aponévrose de l'oblique externe, les fibres inférieures du muscle petit oblique, le fascia transversalis et le péritoine, dont il agrandit en

suite l'ouverture, en donnant au bistouri une sonde canne-
lée pour conducteur. L'intestin, distendu, livide ou verdâtre,
se présente de lui-même derrière la plaie, et se reconnaît
en outre à l'aspect de son enveloppe externe, à la disposition de ses fibres. L'indicateur va le chercher et l'amène à
l'extérieur en agissant à la manière d'un crochet ou bien en
s'aidant du pouce pour le saisir. Une anse de fil, qu'on passe
aussitôt à travers son mésentère, l'empêche de rentrer. On
l'ouvre dans le sens de la plaie du ventre; les matières s'é-
chappent et se vident. On place une tente ou une mèche
dans la division, si on en craint le resserrement trop prompt.
Des adhérences ne tardent pas à s'établir entre la surface
du colon et les bords de la plaie du ventre. On retire le fil
mésentérique, du troisième au cinquième jour, et le nouvel
anus, alors définitivement formé, ne réclame plus que les
soins nécessités par un anus accidentel quelconque. »

On a proposé de pratiquer l'opération en plusieurs temps,
et je trouve à ce sujet, dans l'ouvrage de M. Costallat,
un procédé que je vais indiquer brièvement. Une incision ou
une perte de substance serait faite à la paroi abdominale jusqu'au péritoine, que l'on respecterait. On ferait cicatriser
séparément les parties divisées, en plaçant un corps étranger entre leurs lèvres. On attendrait ensuite qu'il se for-
mât, à travers la paroi abdominale ainsi affaiblie, une
hernie aux dépens de l'intestin colon. On pourrait provo-
quer les adhérences entre l'intestin et le péritoine, à l'aide
de quelques points de suture passés au moyen d'une petite
aiguille. Des piqûres faites avec une aiguille rougie au
feu produiraient sans doute le même résultat. Cela fait,
on pourrait attaquer la cloison péritonéo-intestinale avec
le caustique ou le feu, mais il vaudrait mieux pincer cette

cloison avec un entérotôme. Si le colon ne venait pas se produire au dehors, il faudrait terminer l'opération par l'incision et la suture.

Voici, à mon avis, comment l'opération devrait être pratiquée. On ferait une incision vis-à-vis la portion d'intestin qu'on voudrait ouvrir, et on diviserait dans toute son épaisseur la paroi abdominale. On reconnaîtrait l'intestin, et on l'attirerait entre les lèvres de la plaie où il serait maintenu à l'aide d'un fil très fin ; on attendrait que les adhérences se fussent formées, et quand on aurait acquis la certitude de leur existence, on inciserait l'intestin dans une étendue convenable.

Si j'avais la certitude que les parois abdominales, dans la région iliaque droite, ne fussent en rapport qu'avec le cœcum ou la fin de l'intestin grêle, je ne balancerais pas à appliquer un caustique pour préparer la voie et les adhérences avant d'ouvrir l'intestin. Cette opération *en deux temps* rentre parfaitement dans les principes que je professe et qui commencent à prendre faveur. Ainsi, on a vu, dans les *Annales de chirurgie*, MM. Bégin et Marchal proposer ce mode opératoire, mais par l'incision, au lieu du caustique, comme je voudrais qu'on pût le faire. Je noterai ici que M. Bégin, partisan de la méthode de Littre est un de ceux qui ont assisté à des opérations faites par M. Amussat, d'après la méthode de Callisen.

B. Méthode de Callisen. — M. Amussat a essayé de la réhabiliter. Avant lui, la plupart des chirurgiens l'avaient condamnée.

Indiquons d'abord quelques dispositions anatomiques.

Données anatomiques sur les rapports principaux du colon descendant.

Le colon descendant se continue avec le colon transverse dans l'hypochondre gauche, au-dessous du grand cul-de-sac de l'estomac, en avant de la rate, mais à une hauteur variable par rapport à la crête iliaque. On trouve jusqu'à 10 centimètres de variation. Le péritoine se comporte différemment, comme on sait, relativement au colon transverse et aux autres parties du gros intestin. Le colon transverse est toujours plus complétement enveloppée par le péritoine; il n'est nullement accessible aux opérations qui auraient la prétention de ne point léser le péritoine. La portion du colon descendant qui est située au-dessus de la crête iliaque, et dont la longueur varie de 35 à 160 millimètres, décrit parfois des flexuosités et est plus ou moins complétement enveloppée par le péritoine. Tantôt cette membrane passe seulement au-devant de l'intestin, s'applique contre la paroi abdominale et laisse une surface assez large par laquelle il peut être ouvert sans lésion de la membrane séreuse, tantôt l'intestin est enveloppé dans presque toute sa circonférence, de sorte qu'il ne reste qu'une bande très étroite en arrière, dépourvue de péritoine. Enfin, les deux feuillets péritonéaux peuvent arriver au contact et envelopper complétement l'intestin.

Il était important de savoir si, dans ces cas, le péritoine pouvait être séparé dans une certaine étendue de l'intestin ; si, en se dilatant, celui-ci se dilate davantage dans la portion où la séreuse se réfléchit pour gagner les parois abdominales. Relativement à la première question, j'ai vu que tout décollement de l'intestin au-delà de ses limites naturelles était non-seulement difficile, à cause de l'intimité des adhérences, mais *dangereux*, parce que le péritoine devient excessivement mince et se *déchire* avec la plus grande facilité.

. Les vaisseaux sanguins qui vont au reste du tube intestinal ou qui en viennent, sont contenus dans le mésentère, c'est-à-dire entre les deux feuillets péritonéaux. Pour le colon qui n'a pas de mésentère, les vaisseaux ne sont en rapport qu'avec une lame du péritoine pariéto-viscéral. Ils arrivent, non par la partie tout-à-fait postérieure, mais par la partie postérieure et interne, et ils offrent en ce point une disposition remarquable. On sait que les artères et les veines de l'intestin grêle forment dans l'épaisseur du mésentère des séries d'arcades anastomotiques en diminuant de calibre, en sorte qu'au voisinage du bord mésentérique de l'intestin on ne trouve plus que des vaisseaux d'un petit calibre. Pour le gros intestin, ces séries d'arcades sont remplacées par une arcade unique formée, à droite, par les branches qui émanent de la concavité de la grande mésentérique, et, à gauche, par celles qui viennent de la petite. Or, cette arcade, représentée dans la portion d'intestin qui nous occupe par une grosse branche marchant parallèlement à lui, en est très rapprochée et correspond ordinairement au lieu de réflexion du péritoine en dedans de l'intestin. Cette branche fournit les rameaux dont les uns, antérieurs, et les autres, postérieurs, s'anastomosent sur la portion diamétralement opposée du canal intestinal. Il résulte de cette disposition des vaisseaux mésentériques : 1° que la partie postérieure médiane est dépourvue de grosses branches ; 2° que sur cette portion on ne trouve que des branches disposées transversalement ; 3° que ces branches sont plus grosses du côté interne, qui correspond à leur origine, que du côté externe, qui correspond à leur terminaison.

Si on insuffle l'intestin pour mesurer sa circonférence dans les cas normaux, on trouve 12 à 19 centimètres. La différence est beaucoup plus grande pour le rapport qui existe entre la portion revêtue par le péritoine et celle qui en est dépourvue. Cette variation porte sur les chiffres 6 et 2 centimètres. Cette portion dépourvue de péritoine m'a semblé se distendre davantage, car ce dernier chiffre 0,02 est celui d'un cas où il existait un méso-colon. Pour expliquer mes dernières paroles, qui semblent au premier abord contradictoires, je dois dire que même dans les cas de méso-colon il y a toujours en arrière une portion où le péritoine n'adhère pas à l'intestin. Ce sont ces limites d'adhérences naturelles que j'ai prises pour mesurer la portion dépourvue de péritoine.

Si, après avoir ouvert le ventre, on enfonce un instrument à travers la paroi abdominale postérieure au niveau du colon descendant et du bord supérieur de la crête iliaque, la pointe de l'instrument va sortir à une distance de la série des apophyses épineuses, qui varie entre 8 et 13 centimètres.

Voici, d'ailleurs, un tableau qui résume les faits d'anatomie topographique que je viens d'exposer.

Tableau représentant quelques rapports du colon descen-
dant, nécessaires à connaître pour apprécier la mé-
thode de Callisen.

SEXE ET AGE DES SUJETS.	L'intestin est à la distance des apophyses épineuses du rachis.	La portion du colon descendant dépasse le niveau de la crête iliaque de :	Circonférence de l'intestin insufflé.	Etendue de la portion dépourvue de péritoine, intestin insufflé.
	Millimètres.	Millimètres.	Millim.	Millimètres.
Sur une jeune fille de 15 ou 16 ans.	0,080	0,040	0,150	0,060
Homme de 30 ans.	0,130	0,140	0,140	0,045
Homme de 50 ans.	0,110	0,130	0,190	0,050
Femme de 55 ans.	0,080	0,110	0,140	0,040
Femme de 60 ans.	0,090	0,150	0,160	0,045
Femme de 65 ans.	0,120	0,035	0,120	0,050
Femme de 75 ans.	0,120	0,160	0,140	0,020

Callisen dit dans son ouvrage (*Systema chirurgicæ,* etc.) :
« L'incision du cœcum ou du colon descendant qui a été
proposée dans cet état de choses (imperforation du rectum
chez les enfans), au moyen d'une section pratiquée dans la
région lombaire gauche, sur le bord du muscle carré des
lombes, pour établir un anus artificiel, présente une chance
tout-à-fait incertaine, et la vie du petit malade pourra
à peine être sauvée ; toutefois l'intestin peut être atteint
plus facilement dans ce lieu qu'au-dessus de la région iliaque. »

Cette description est bien peu explicite. On y voit que le
procédé de Callisen ne lui appartient pas. Il en parle comme
d'un mode opératoire que l'*on a proposé.* Sabatier développe

cette idée sans la compléter. Mais prenons le procédé tel qu'on le pratique aujourd'hui, c'est-à-dire tel que l'enseigne M. Amussat.

« On pratique une incision transversale à deux travers de doigt au-dessus de l'os des îles, ou mieux, au milieu de l'espace compris entre la dernière fausse côte et la crête de l'os des îles ; elle commence au bord externe de la masse commune et s'étend jusqu'au milieu du bord supérieur de l'os des îles, ou bien jusqu'à la ligne latérale du corps, et enfin on lui donne quatre ou cinq travers de doigt.

« Les apophyses épineuses lombaires, la dernière fausse côte et la crête de l'os des îles sont les points osseux qu'on peut prendre pour se diriger. Cependant, la crête de l'os des îles est le guide le plus sûr, et on peut dire que l'incision transverse doit correspondre au tiers moyen du bord supérieur de cet os.

« Après avoir divisé la peau et tous les tissus superficiels, on peut couper en croix les couches profondes, afin de mieux découvrir l'intestin ; par le moyen de l'incision transversale, on agit dans un grand espace d'avant en arrière ; on peut même soulever avec facilité le carré lombaire et inciser son bord externe, si c'est nécessaire ; enfin, on voit qu'on est bien plus en mesure pour se diriger et chercher l'espace celluleux de l'intestin.

« L'incision cruciale profonde est fort utile, elle favorise singulièrement la recherche de l'intestin ; on devrait la faire pour la peau, si le sujet avait beaucoup d'embonpoint.

« Le temps le plus délicat de l'opération, c'est de se décider à percer l'intestin. Avant d'ouvrir le colon, on doit le mettre à découvert ; s'il est contracté, il faut le chercher en arrière ; quelquefois, en ce cas, il est complétement caché sous le carré lombaire. Le tissu cellulaire graisseux qui l'enveloppe doit être enlevé avec précaution.

« La pression avec le doigt et la percussion sont les meilleurs moyens pour s'assurer de la présence de l'intestin ; le défaut de résistance, en dehors du colon, est un signe fort important. Quelquefois on reconnaît le colon à sa couleur verdâtre... »

On le saisit alors avec des pinces ou on le traverse avec un fil porté par une aiguille et on en fait la ponction avec un trois-quart; on agrandit l'ouverture dans le sens vertical. On porte les lèvres de la plaie au dehors, pour les mettre en rapport avec les lèvres de la plaie faite à la peau, et là, elles sont fixées par des points de suture, le plus près possible de l'angle antérieur de la plaie des parois abdominales. Le reste de cette plaie est réuni encore par la suture.

M. Vidal (de Poitiers), qui est loin d'avoir voulu écrire contre la méthode de Callisen, lui porte un rude coup, quand il dépeint l'anxiété extrême dont les assistans furent saisis, dans l'opération dont il rend compte, alors que les intestins ayant été mis à nu, on se demandait si c'était le gros intestin ou l'intestin grêle qu'on avait sous les yeux. Vous n'avez donc aucun moyen de distinguer si l'intestin est ou non recouvert de sa séreuse, et vous vous confiez un peu au hasard.

On voit, dans une observation de M. Amussat, que M. Breschet engagea ce chirurgien à essayer d'aller à la recherche de l'S du colon en décollant le péritoine de la fosse iliaque, comme on le fait pour la ligature de l'artère iliaque externe.

Une opération analogue fut pratiquée du côté droit, en 1818, par Dupuytren, pour remédier à une imperforation de l'anus, chez un enfant. Une incision ayant été pratiquée dans le flanc droit, l'opérateur arriva sur le cœcum, sans intéresser le péritoine, et ouvrit l'intestin. Quelques matières furent rendues. Le sujet succomba à une péritonite.

L'espoir que la dégénérescence du rectum ne soit pas cancéreuse, la nécessité d'évacuer promptement des matières dont l'accumulation peut donner lieu à des accidens promptement mortels; ces considérations peuvent faire admettre par les praticiens la nécessité d'un anus artificiel. Reste alors à déterminer le meilleur moyen de l'établir. Les deux méthodes opératoires sont alors en présence : celle indiquée par Littre et celle proposée par Callisen. Jusqu'à ces dernières années, la première seule avait été pratiquée chez l'adulte ; la seconde avait été rejetée d'un commun accord par tous les chirurgiens. M. Amussat a tenté de remettre cette méthode en honneur : il l'a fait avec sa manière, son talent ordinaires, dans deux Mémoires publiés, l'un en 1839, l'autre en 1841, il l'a présentée comme préférable à celle de Littre. Nous aurons à discuter la valeur relative de ces deux moyens chirurgicaux. Cette tâche présente des difficultés nombreuses, car tous les élémens d'appréciation se bornent, d'un côté, à quelques observations presque toutes très incomplètes, et, de l'autre, aux observations publiées par M. Amussat, auxquelles les esprits sévères peuvent adresser plus d'un reproche.

La méthode de Littre pénètre directement dans le ventre ; le péritoine étant ouvert, une phlegmasie plus ou moins étendue de cette séreuse est immanquable, elle est nécessaire. Par la méthode de Callisen, on ouvre le gros intestin avec la prétention de ne pas léser le péritoine et celle de ne point produire de péritonite. On ambitionne les principaux avantages de la méthode de Littre moins la péritonite, moins le fait qui constitue pour ainsi dire, à lui seul, toute la gravité de l'opération. Mais les prétentions des partisans de Callisen sont-elles toujours justifiées? La pratique vient-elle confirmer les prévisions théoriques? C'est là ce qu'on croit, de bonne foi, avoir démontré.

L'objection première faite à la méthode de Callisen repose sur la disposition anatomique du péritoine dans ses rapports avec le gros intestin. Selon les anatomistes, chez les enfans, cette séreuse forme quelquefois un mésentère à cette partie du tube digestif, et cette disposition peut persister dans l'âge adulte. Alors, on ne pourrait pénétrer dans l'intestin qu'en ouvrant le péritoine; alors l'opération de Callisen n'existerait plus : or, a-t-on prouvé que cette disposition anormale du péritoine signalée par les auteurs n'existait pas? M. Amussat avance *qu'il n'a jamais trouvé jusqu'à présent de méso-colon lombaire.* C'est là une assertion à laquelle j'oppose l'assertion contraire de Sabatier, Boyer, de M. Cruveilhier, qui signalent l'existence d'un méso-colon, ce qui prouverait qu'ils l'ont rencontré. Je me suis livré à quelques recherches anatomiques qui prouvent que le méso-colon peut exister.

J'ai établi aussi que toujours sur *une certaine portion* du colon lombaire on peut décoller le péritoine. Mais cette portion est quelquefois très petite. Alors, malgré la précaution que l'on pourrait prendre de dilater l'intestin, il sera difficile de trouver un pareil interstice celluleux dans une plaie aussi profonde que celle de la méthode de Callisen, et on a les plus grandes chances d'ouvrir le péritoine. Ces difficultés d'exécution n'avaient pas échappé à Sabatier.

On cite cinq cas d'individus opérés par la méthode de Callisen, *sans ouvrir la séreuse*. Mais, les preuves sont-elles suffisamment établies ? Comment M. Amussat s'est-il assuré qu'à son insu il n'avait intéressé le péritoine dans aucun point? On répond que presque tous les individus opérés ont survécu. C'est très vrai et très heureux, mais cela ne prouve pas que la séreuse n'a pas été lésée. Il a pu exister, là où le péritoine a été lésé, une péritonite circonscrite qui n'a pas été mortelle; voilà tout. Toutes les opérations par la méthode de Littre n'ont pas été mortelles, et cependant cette opération fait toujours naître une péritonite.

Une autre objection, qui n'a été adressée par personne que e sache à la méthode de Callisen, est celle-ci : supposez qu'on pénètre toujours dans l'interstice celluleux sans ouvrir le péritoine, suit-il de ce fait, comme conséquence rigoureuse, que l'on évitera dans tous les cas le développement d'une péritonite? mais du fond de cette plaie pratiquée dans la région lombaire, il faut attirer l'intestin jusqu'au niveau des tégumens, et cela ne peut se faire sans décoller ou tirailler plus ou moins le péritoine; or, j'ai dit et prouvé anatomiquement que ce péritoine, au point où il ne pouvait plus être décollé, se déchirait facilement. Pour la cicatrisation des parois d'une plaie si vaste il se développera un travail phlegmatique étendu qui pourra très bien se communiquer à la séreuse. Dans la ligature de l'iliaque, on n'ouvre pas non plus le péritoine, et cependant un des plus graves accidens de cette opération est une péritonite consécutive. Je ne veux pas établir une similitude exacte entre les chances d'une péritonite dans les deux opérations, je compare, puisque j'admets que celle de Littre la produit toujours, mais je ne veux pas non plus que l'on se croie entièrement à l'abri d'une péritonite pour n'avoir pas ouvert le péritoine. D'ailleurs voici ce qu'en pense M. Amussat : J'engage les praticiens à ne pas essayer un procédé aussi défectueux (celui de M. Breschet), qui consiste à aller ouvrir l'S du colon, sans toucher au péritoine. Il suffirait d'un simple examen pour se convaincre que le décollement du péritoine, avec une ouverture à l'intestin, expose davantage à la péritonite, que le moindre épanchement peut devenir funeste, pag. 197 et 198 du premier mémoire.

Pour résoudre pleinement ces questions, il faudrait des faits nombreux, bien observés, et nous ne possédons que les cinq cas rapportés par M. Amussat; et ces faits exposés très longuement manquent cependant de détails. Pour moi, j'y crois parce que je crois toujours à ce qu'écrit un confrère. Mais la science est plus difficile que moi. Si elle analyse la deuxième observation du mémoire de 1841, page 24, voici ce qu'elle trouve :

Il s'agit d'une femme de 60 ans affectée d'un cancer de la partie supérieure du rectum. Un anus artificiel fut établi sur le colon lombaire droit, et la malade mourut le dixième jour après l'opération. C'est le seul cas d'insuccès *primitif*, et il était important de connaître quelle avait pu en être la cause. Dans l'examen des symptômes nous trouvons, pour le premier jour qui suivit l'opération, l'abdomen un peu douloureux du côté droit et le pouls à 88 pulsations. Le second jour, il n'est plus question de la sensibilité abdominale, du nombre des pulsations, et on se contente de dire que la réaction fébrile n'est pas plus forte que la veille. Le troisième jour, il existe quelques douleurs dans les fosses iliaques et le pouls est à 80. Le quatrième jour, on note un érysipèle de la face. Même insensibilité du ventre et le pouls à 80. Le cinquième jour, l'érysipèle ou l'érythème, comme le dit l'auteur de l'observation, a disparu, il y a eu des coliques, l'abdomen est un peu douloureux, le pouls est à 92. Le sixième jour, abattement, plaintes continuelles, coliques assez vives, suivies d'évacuations abondantes; le pouls a perdu de sa force et a acquis de la fréquence. Le nombre des pulsations n'est pas indiqué. *A partir de ce jour, les symptômes de l'entérite ont acquis de la gravité, malgré l'emploi de tous les moyens qui auraient dû arrêter la marche de cette affection. Les coliques sont devenues plus vives, des vomissemens sont survenus; la malade s'est graduellement affaiblie et succombe le dixième jour après l'opération.* Ainsi sur dix jours qu'a duré la maladie, nous n'avons quelques renseignemens que sur les six premiers. Il aurait été intéressant de voir si les symptômes d'une péritonite avaient existé et comment le savoir? M. Amussat nous dit qu'il s'était développé une entérite (pour moi, je me contente de son assertion), mais les esprits plus sévères trouveront difficilement les signes d'une entérite dans les quelques symptômes qu'il a bien voulu nous donner. Il en est qui pourraient bien y trouver les caractères d'une autre phlegmasie.

Voyons l'autopsie; elle est pratiquée 36 heures après la mort. La putréfaction du cadavre est assez avancée pour produire une teinte verdâtre de la paroi extérieure de la poitrine et de l'abdomen. Parmi les détails se trouvent ceux-ci : Pag. 35, lig. 29, *il n'y a pas de trace de péritonite; une très petite quantité de sérosité roussâtre est épanchée dans le bassin.* A la pag. suivante, ligne 38, les faits sont un peu modifiés et il est dit : *Il n'existe point de liquides dans le péritoine.* Tout-à-l'heure, il n'y avait qu'un peu de liquide dans la séreuse, et maintenant il n'y en a plus. Mais poursuivons et voici la cause de l'insuccès. Page 36, ligne 32, on lit : *les intestins grêles sont enflammés dans plusieurs points ; ces traces d'inflammation sont d'autant plus marquées que l'on approche davantage de l'estomac qui lui-même en est exempt.* On a déjà dit, dans le courant de l'observation, que la malade avait succombé par une entérite ; on insiste donc beaucoup sur ces altérations pathologiques, et dans les réflexions qu'elles suggèrent on ajoute : *L'affection cancéreuse du rectum était ramollie par un travail inflammatoire qui, probablement, de proche en proche avait envahi la membrane muqueuse des intestins grêles.* Mais cette entérite, à laquelle je crois parce qu'on dit l'avoir trouvée, comment se fait-il qu'ayant son point de départ dans l'intestin rectum, elle soit d'autant plus avancée que l'on se rapproche de l'estomac ? Voilà ce que diront les hommes qui veulent des descriptions exactes et non des assertions. L'inflammation a-t-elle pu, de proche en proche, envahir l'intestin grêle en partant du gros intestin qui n'était pas enflammé ? M. Amussat avait probablement oublié cette circonstance notée à l'autopsie : Dans la même page (36) il dit : *Il n'y a pas d'indice bien certain d'inflammation dans le gros intestin, si ce n'est au voisinage de l'ouverture artificielle où on en voit quelques traces.* On le voit, avec de pareilles observations, où les détails les plus importans manquent, où l'on rencontre des faits contradictoires, la science ne peut se constituer et on ne peut répondre aux objections adressées à la méthode de Callisen. Maintenant je vais accepter dans ces observations le résultat brut, compter les succès et les insuccès, examiner laquelle des deux méthodes de Callisen ou de Littre a été la plus heureuse.

La première compte cinq opérations pratiquées par M Amussat et ainsi réparties :

1° — Femme de 48 ans. — Vécu 5 mois.

2° — Homme de 62 ans. — Succès persistant après 2 ans.

3° — Femme de 50 ans. — Succès.

4° — Femme de 60 ans. — Mort après 10 jours.

5° — Homme de 57 ans. — Vécu 3 mois.

En acceptant les faits tels que les a donnés M. Amussat, sans examiner l'opportunité des opérations pratiquées, il y a en résumé quatre succès et un insuccès.

La méthode de Littre compte un plus grand nombre de cas, je les transcris tels que M. Amussat les a publiés.

1° — Homme de 44 ans. — Succès complet.   (Opér. P. Martland.)

2° — Femme de 64 ans. — Vivait après 6 mois.   (—   Pring.)

3° — Femme de 63 ans. — Vécu 3 mois 1/2.   (—   Fine.)

4° — Homme de   — Mort au 28ᵉ jour.   (—   Pillore.)

5° — Homme de 47 ans. — Mort 8 jours après.   (—   Freer.)

6° — Femme de   — Mort 2 jours après.   (—   Velpeau.)

7° — Femme de 47 ans. — Mort 24 heures après. (—   Amussat.)

Avant d'établir quelque rapport entre tous ces faits, je dois me conformer à cette règle qu'il faut toujours suivre dans l'appréciation de méthodes opératoires : exclure d'abord les insuccès qui ont eu évidemment une autre cause que l'opération. Or, dans les sept derniers faits que je viens de citer, trois doivent être rejetés.

1° Le premier est celui de Pillore. Le malade avait pris, plusieurs jours avant l'opération, deux livres de mercure ; cette masse pesante n'ayant point été rendue avait entraîné le jejunum derrière la vessie. Au vingt-huitième jour après l'opération, quand tout danger semblait passé, quand l'intestin ouvert était adhérent au pourtour de la plaie, survinrent des accidens graves qui amenèrent la mort. Cette terminaison funeste trouve son explication évidente dans les désordres qu'avait causés le mercure resté dans l'intestin.

2° Chez la malade opérée par M. Velpeau il existait une péritonite avant l'opération; aussi ce professeur a-t-il soin de dire que ce fait dont l'insuccès était presque assuré ne prouve rien pour ou contre la méthode de Littre. En vain M. Amussat prétend-il que le malade de sa première observation avait aussi une péritonite. Il n'y a aucune parité entre les deux cas. La malade de M. Velpeau présentait une péritonite générale, développée avant l'opération, produite par une affection organique très avancée; l'autre n'avait qu'une péritonite très douteuse, circonscrite, produite par une hernie crurale, développée quatre jours après l'opération et qui a dû céder à des moyens antiphlogistiques très simples. Toute péritonite qui guérit ainsi n'est pas bien à craindre.

3° La dernière malade opérée par M. Amussat ne vécut que vingt-quatre heures, et ce chirurgien s'exprime lui-même ainsi : « Les chances de succès étaient si faibles par l'état de la malade que M. Magendie hésitait à approuver l'opération. Le froid des extrémités, la couleur livide de la peau, le pouls petit et filiforme; tout, en un mot, annonçait que la malade succomberait malgré cette opération faite trop tard, alors qu'aucune réaction ne pouvait plus s'établir. C'est-à-dire que l'opération avait été pratiquée sur un cadavre. Ces trois faits retranchés, restent

Pour la méthode de Callisen   4 succès sur 5 cas.
Pour celle de Littre   3 succès sur 4 cas.

Maintenant si on ajoute que Martin jeune et ses contemporains considèrent le fait de Pillore comme un succès, que devient la réhabilitation de la méthode de Callisen? Où est cette grande prééminence qu'on prétend avoir démontrée? Quant à moi, je crois, pour juger de pareilles questions, devoir attendre des faits plus nombreux et surtout mieux observés que ceux que possède la science. Jusque-là, tout en reconnaissant le talent développé dans cette circonstance par M. Amussat, je m'en tiendrai à l'opinion de Sabatier, de Dupuytren, Begin, Velpeau, Goyraud, etc., opinion qui est aussi celle que mon collaborateur des *Annales*, M. Marchal (de Calvi), a nettement formulée dans un article sur le premier mémoire de M. Amussat. M. Marchal s'est attaché, en outre, à faire ressortir l'incommodité plus grande d'un anus situé en arrière, comparativement à un anus situé en avant.

Somme toute : rien ne démontre encore que la méthode de Callisen doive être préférée à celle de Littre. Les faits *sincères complets* n'ont pas encore assez parlé pour résoudre définitivement la question. Le raisonnement serait plutôt en faveur de la méthode de Littre, et les autorités sont contre celle de Callisen.

TABLE DES MATIÈRES

IMPRIMÉ CHEZ PAUL RENOUARD,
rue Garancière, n. 5.

9 782329 166087